眼科医が考案

1日1分読むだけで目がよくなるマジカルフレーズ

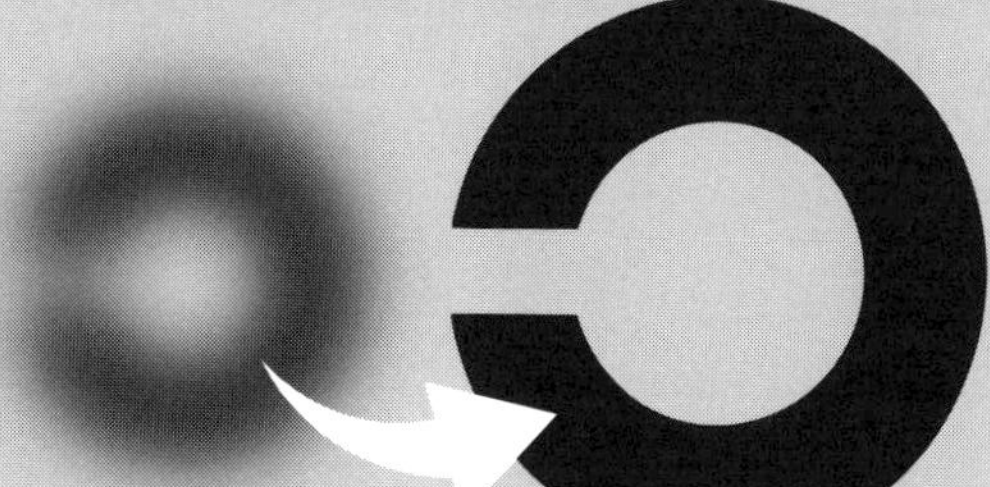

松岡俊行 眼科専門医

アスコム

「読むだけで目がよくなる文章があるんですよ」
こんな話をすると、大抵の方は不思議そうな顔をします。

「そんなこと、あるわけないですよ」
「どうして、読むだけで目がよくなるんですか？」

そうした疑問を持つのも無理はありません。
しかし、30年以上、眼科専門医をしている
私の経験から断言させていただくなら
あらゆる「目のトレーニング」の中で「文章を読む」方法が
最も目をよくするのに適しているのです。

その理由は何か？
それは、**視力を低下させる「目のコリ」がみるみるほぐれる**からです。

もちろん、ただ読むだけではダメです。
16万人の目を診察してきた経験から導き出した**４つのポイントが揃った文章を読めば目はどんどんよくなります。**

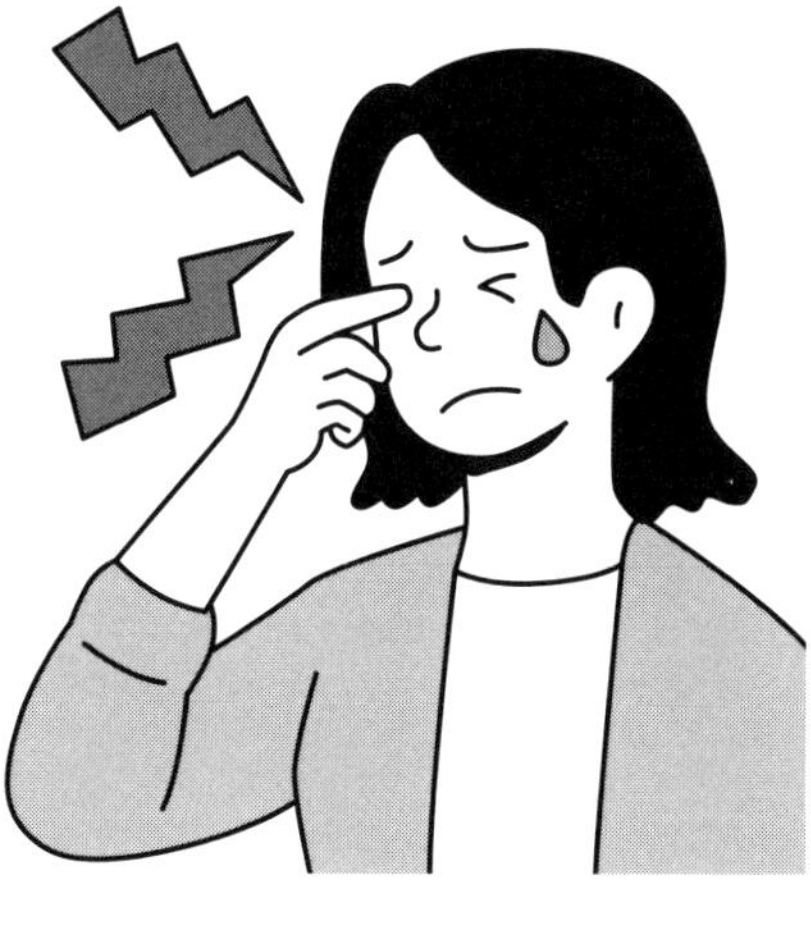

この本をお読みの方は、**ご自身の視力に不安を抱えているか**
大切なご家族の視力をどうにかしたい。
そうした思いをお持ちでしょう。

「目が悪いのは遺伝だから」
「いろんな目のトレーニングを試したけど効果がない」
「もう年だから老眼は仕方ないし、何をやってもムダ」

眼科医として、患者さんに接していると
こんな言葉をよく耳にします。
近年、スマホ、パソコン、ゲームなど、目を悪くするものは
私たちの周囲にたくさんあります。

そこで、これまでいろいろな目のトレーニング法を試してみたけど上手くいかない。つい、あきらめてしまいがちになるのも仕方がないかもしれません。

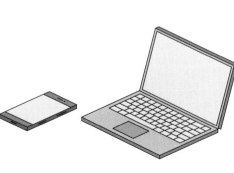

そんな、あなたにこそ試して欲しいのが**本書を読むだけで、近視も老眼もよくなる「マジカルフレーズ」メソッドです。**

次ページに具体例を示しました。

4つのポイント

1 目線を逆に動かす

通常上から下に読む文章を、（主に）下から上に読むことで、目の筋肉のストレッチになる

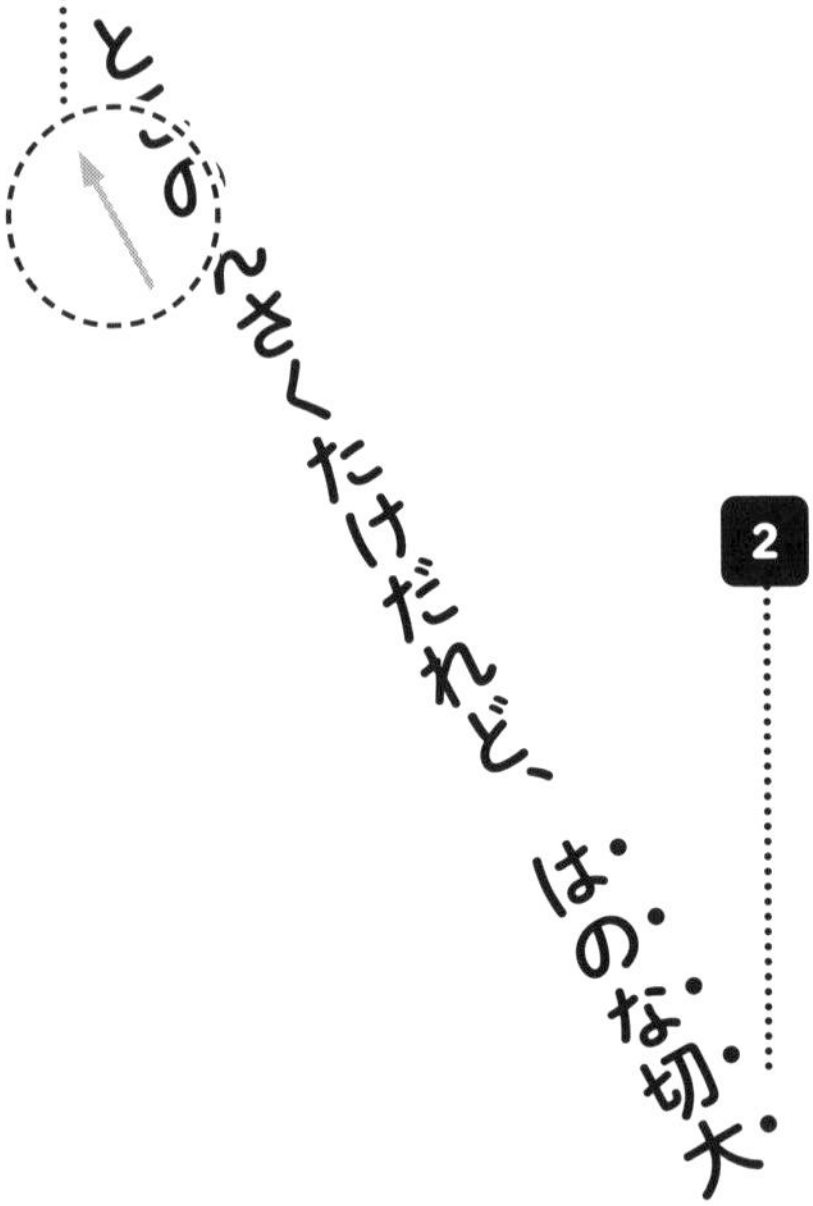

2 眼球をゆっくり動かす

1文字ずつゆっくり読んでいく。目の筋肉の血流や酸素の循環が回復し、コリがほぐれる

全文　大切なのは、どれだけたくさんのことをしたかではなく、どれだけ心をこめたかです

目がみるみるよくなる

3 心が動く名文を読む

副交感神経が優位になることで、筋肉がリラックスし、涙の量も増える

をしたかではなく、どれだけ心をこめたかです

4 脳の「視覚野」を刺激する

あえて読みにくくすることで、脳の視力を司る部分の機能がアップする

目のコリとは？

視力と関係が深い「内眼筋」「外眼筋」に、過度の疲労により「コリ」が生じて、働きがにぶくなること。視力低下の要因となる。

マザー・テレサの名言です。いかがでしたか。

「ちょっと読みづらいな」

そう思いましたか？　だから、いいんです！

マジカルフレーズメソッドは、いわば「目のヨガ」。

普段やらないような目の動きをあえて行うことで、眼筋のストレッチになります。

やりにくさを感じるほど、効果が出ていると思ってください。

従来の目のトレーニングでは、眼球を素早く動かす方法が主流でした。しかし、**マジカルフレーズで採用した「眼球をゆっくり動かす」方法は、より筋肉がリラックスし、目のコリが取れやすくなる**新しいメソッドです。

また、副交感神経が優位になるので、「緑内障、白内障の予防」や「ドライアイの改善」なども期待できます。

もう一つ、大事なポイントがあります。本書では、名言とそれにまつわる解説文を掲載しています。**目がよくなるだけでなく、教養も身につきます。お子さんが使えば学びにもつながります。**

何より従来の記号や数字を追うトレーニングと異なり、飽きずに続けられるのです。

1日1分でOK。本書ではマジカルフレーズを1カ月分掲載していますので、ぜひ実践してください。

体験者の声

「マジカルフレーズ」でこんなに目がよくなりました！

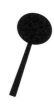

本書のメソッドを、20～50代のモニターに１か月間実践してもらいました。通常の視力検査に加え、「調整機能解析装置」で眼精疲労の度合いを調べたところ、驚きの結果が続々と報告されました！

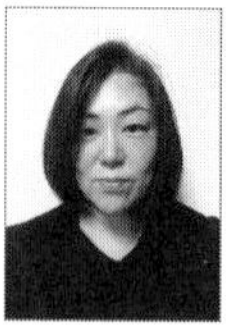

2週間で視力が右0.5→1.0、左0.15→0.5に！　老眼も改善され近くのものが見やすくなりました

林原和子さん（はやしばら かずこ）　50歳・女性

若いころから近視なのに加え、最近は近くのものが見えにくくなり、「**老眼かな？**」と心配になりトライしました。文字が逆さに並んでいるので、最初は読むことに必死でしたが、慣れるとスラスラと読めて楽しかったです。「**小さい文字が読みやすくなった！**」という実感はあったのですが、**開始後２週間の段階で受けた中間検査で視力を測定したら、大幅にアップしていてビックリ！**　「調整機能解析装置」で調べたところ「目のコリ」が取れていることが判明。**１日１分、楽しく名言を読んでいただけで、大幅に目がよくなりました。**

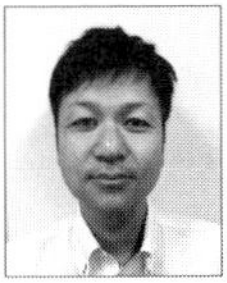

眼精疲労が軽減して、ピント調節機能がUP！ さらに目の奥の痛み、肩こりも改善

藤崎貴史さん（ふじさき たかし）　41歳・男性

最近、**何かをパッと見たときにピントが合わなくなってきて、わらにもすがる気持ちでモニターに参加。**「マジカルフレーズ」を会社のデスクにも貼って、寝る前と仕事の合間に行ったところ、**目のかすみが減り、小さな文字が読みやすくなりました。**調整機能解析装置の測定結果でも、**眼精疲労が軽減されていました。**また、慢性的な肩こりと、目の奥の痛みがなくなりました。

夜になると見えにくくなる「疲れ目」が軽減。レーシックで矯正した視力も、さらにUP！

坂井恵子さん（さかい けいこ）　37歳・女性

子どもを寝かしつける前に「マジカルフレーズ」を実践。すると、**夜になると読みにくかったスマホなどの小さい文字が、スッと読めるように！**　以前から悩んでいた頭痛も軽くなりました。また、名言を読んで心が浄化される感覚が好きなので、「ここでスマホを見たら、せっかくの目と心のケアが台無し」と、寝る前のスマホ習慣も減りました。楽しく続けて視力もUPでき、嬉しいですね。

楽しく、気持ちよく眼筋がストレッチでき、近視が改善し0.2→0.4に視力UP！

中村由香さん（なかむら ゆか）　24歳・女性

寝る前のスマホタイムを「マジカルフレーズ」にあてたところ、いつもよりも入眠が早く、睡眠時間が長くなり、眠りの質も向上した実感がありました。また、普段は意識的に目を動かすことがないので、読んでいて「**眼筋をストレッチしている〜**」**と感じるものが多く、気持ちよく続けることができました。**

※個人情報保護の観点からモニター参加者のお名前は仮名とさせていただきます

Contents

PART 3 目がよくなる生活習慣の「新常識」

PART
1

なぜ、あなたの目は
いつまでも
よくならないのか

現代人は普通に生活するだけで目を酷使している

最近、「子供の視力が急に悪くなった」「近ごろ文字が読みにくく感じる」「スマホ老眼かもしれない」という相談が増えています。特に子供は深刻で、２０２２年発表のあるデータでは、小学校6年生の約半分が視力１・０以下というから驚きです。

しかし、眼科医の立場から見れば、決して不思議ではありません。現代社会は、**パソコンやスマホ、タブレット端末を使わなければ生活できなくなっているからです。**仕事や勉強、学校に提出する宿題だけでなく、買い物をしたり、レストランで注文する際にもタブレットを使います。人類の歴史のなかで、こんなに近くばかり見て暮らすライフスタイルはかつてありませんでした。

実は、近くを見続けると目の筋肉に大きな負荷がかかるのです。想像してみてください。朝から晩まで、腰を曲げて重労働していたら、腰を痛めてしまうでしょう。休む暇なく働かされていたら、過労で体調を崩してしまうでしょう。

それと同じことが目に起こっているのです。朝目が覚めてから夜寝るまで、近くの小さな画面を見続けているということは、**目にとっては一日中、肉体労働をしているのと同じです。**

視力低下の原因は目の筋肉の「コリ」

長時間、近くを見続けると具体的にどんな負荷がかかるのでしょうか。ものを**「見る」ためには、ピントを調節する「内眼筋」と、眼球を見るものの方向に向ける「外眼筋」という筋肉を使っています。**

スマホやパソコンなど、近くのものばかりを見ていると内眼筋の緊張が続き、血流が悪化。筋肉は固くなり近くを見た状態で固定され、遠くを見るときにピント調節ができなくなります。

また、ずっと同じ画面を見続けるので外眼筋も固定されます。

力こぶを作って、しばらくキープしてみてください。腕が震えてきたり、肩や首に痛みを感じたりしませんか？　**これと同じことが「眼の筋肉」にも起こるのが眼精疲労**、すなわち「目のコリ」です。放置していると、近視や老眼を招いてしまいます。

あなたの「目のコリ」進行度チェック

ひとつでもあてはまったら、視力低下の原因は「目のコリ」かもしれません。

目に表れる症状

- □ 目がかすむ、ぼやける
- □ 目が充血する
- □ 目が乾く
- □ 小さい文字が見えづらい
- □ 遠くの文字が以前より見えづらくなった

体に表れる症状チェック

- □ 頭痛
- □ 肩こり
- □ めまい、ふらつき
- □ 倦怠感
- □ 吐き気

「よく動く眼球」を保つことが「目をよく」する

人はものを見るときに水晶体（目のレンズ）だけでなく眼球を動かして焦点を合わせています。そのため、**外眼筋の動きが悪ければ、ピントは合いません。**また、外眼筋のコリが続くと、眼球への血流も滞るため、目の働きが衰えます。外眼筋のコリや疲れを解消しなければ、「目がよく」ならないのです。

この点でも、「マジカルフレーズ」は、内眼筋と外眼筋、両方のコリ解消に効果が期待できます。特に外眼筋は、眼球を様々な方向に動かすため、ストレッチになります。

「見る」力にかかわる目の筋肉

内眼筋と外眼筋が連携することで「よく見える」ようになります。

内眼筋

眼球の内側にある、ピント調節をする毛様体と、まぶしさを調整する虹彩を「内眼筋」と呼びます。

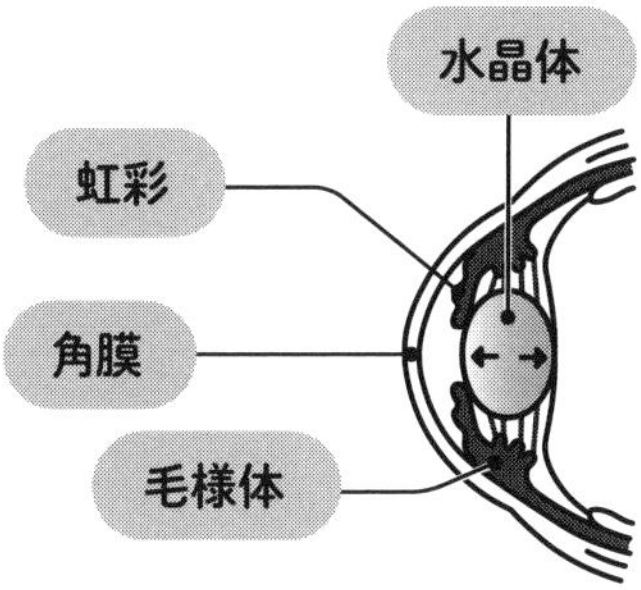

外眼筋

眼球の外側にある、目を動かす6つの筋肉を外眼筋と呼びます。どれかひとつの筋肉の作用ではなく「上を見るときは上直筋が縮み、下直筋が伸びる」など連携して働きます。

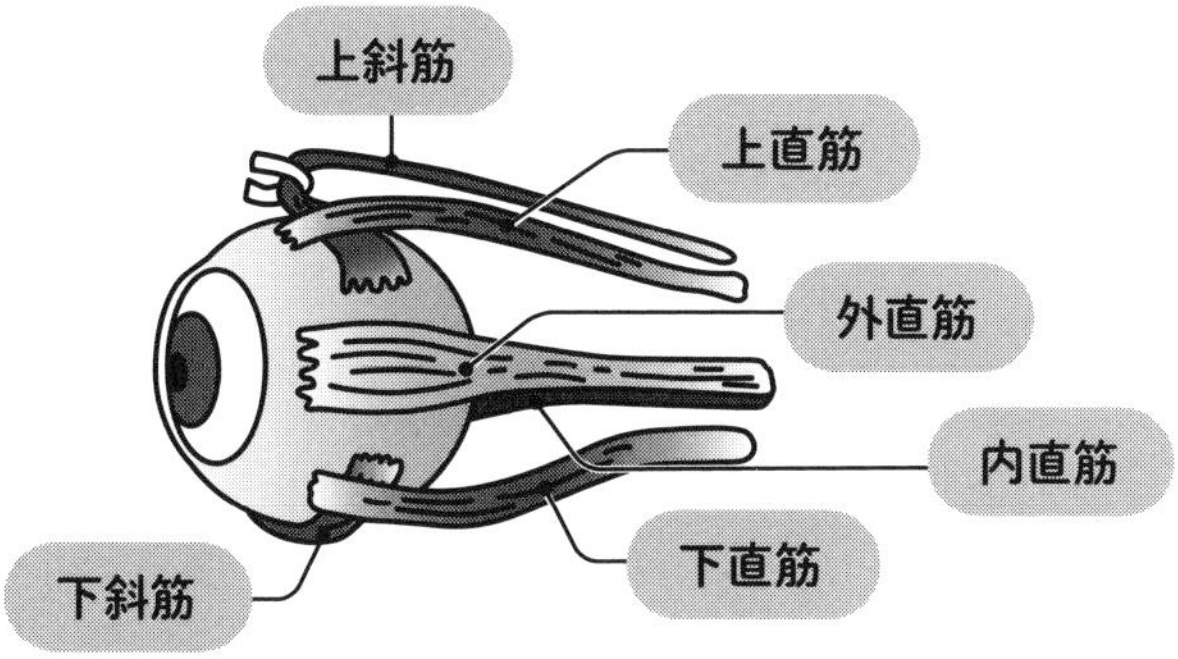

眼球をゆっくり動かす「目のヨガ」でコリがほぐれる

「低下した視力は戻らない」と思い込んでいる人もいるかもしれません。しかし回復が可能なケースも多いのです。**目が過労状態でヘロヘロになり、ピント調節がうまくできなくなっているだけだからです。**「目が悪くなった」原因である「目のコリ」をほぐせばいいのです。

肩がこったり、腕の筋肉が疲れたら、どうしますか？　ストレッチやマッサージでコリやこわばりをほぐしますよね。同じことを目の筋肉に行うのが本書の「マジカルフレーズ」です。

世の中に数ある「目のトレーニング」のほとんどは、眼筋を鍛える方法をうたっています。対して、この本は**「目のコリをほぐす」「疲れを癒す」**方法をご提案しています。前者が「目の筋トレ」であれば、本書は「目のヨガ」にあたるイメージです。

「マジカルフレーズ」は、ヨガのように、リラックスして意識的にゆっくりと目を動かして、**眼筋をほぐし、血流をよくして、酸素の循環を改善し、目のコンディションを整えます。**

ヨガが普段やらない特殊な姿勢を取るように、本書でもあえて読みにくい「逆さ読み」を中心とした特別な文章を読むことで、目の筋肉が程よく刺激されストレッチ効果が増します。

副交感神経を優位にして
ドライアイを改善

最近増えているのが「ドライアイ」です。「目が乾燥するだけだから、視力には関係ないでしょう？」と驚く人もいますが、**眼精疲労や目のトラブルを招き、視力低下の原因**になります。

「よい目」を維持するためには、目を外敵（ゴミや細菌）から守ってくれる涙も大切なファクターです。だから「マジカルフレーズ」は、副交感神経を優位にして涙液の分泌を促すために、心に響く名文を厳選しました。記号や数字などで構成された従来の目のトレーニングと大きく異なるポイントです。

なぜ、ドライアイが視力低下を招くの?

ドライアイになると……

目の表面にキズが入りやすくなる

↓

表層性角膜炎などのトラブルを起こしやすくなる

↓

視界がぼやける

↓

よく「見る」ために眼筋に余計な力が入り、眼精疲労になる

↓

視力が低下する

「マジカルフレーズ」で脳の「視覚野」を活性化

人は文字や記号を目で眺めるだけでは、何も受け取ることができません。**目からの情報を脳が受け取り、その情報を処理することで「見る」ことができるようになります。**

目から入ってくる大量の情報は、視神経を伝わって、脳の「視覚野」という視覚を司る部分に送られます。そこで情報が整理されることで、形がはっきりとするのです。

眼筋の状態がよくても、脳の認知機能が衰えていては、目か

逆さ読みすることで、
雑多な情報を脳が
整理する

↓

視覚野が刺激される

↓

「シナプス」の情報伝
達能力がUP!

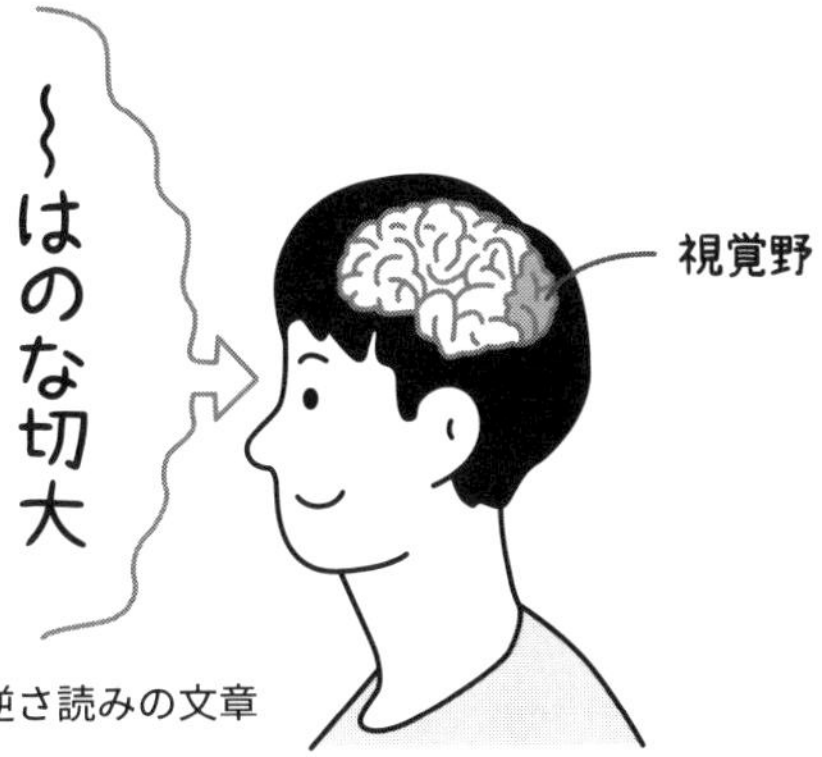

※逆さ読みの文章

ら入った雑多な情報が処理できず、視力低下の一因となります。

「マジカルフレーズ」は、この点にも注目して開発しました。**文章を逆さから読んだり、斜めから読んだりすることで、脳の認知機能をトレーニングし、**目からの情報を脳の視覚野に伝える神経伝達機能**「シナプス」のネットワークを強くすることを狙っています。**

4つのすごい効果が揃った今までにないメソッド

ここまでのお話で、さまざまな「目が悪くなってしまう理由」そして、目をよくする「マジカルフレーズ」についてご理解いただけたのではないでしょうか。改めて整理してみます。

目をよくするためには、4つの重要なポイントがあります。

①眼球の動きがよくなる
②目の「コリ」がほぐれる
③自律神経が整い、涙がよく出る

④脳の視力を司る部位が活性化する

この全てを網羅できるのが「マジカルフレーズ」です。

①②の目のストレッチは、目が疲れたら「目玉をグルグル回す」といった、既存の「目トレ」でも、ある程度は解消できるでしょう。

しかし、マジカルフレーズは、より目をリラックスさせる点に注力して考案されています。今までの「目トレ」は、目を鍛えるために眼球を素早く動かす方法が主流でした。**本書は「目をゆっくり動かす」方法でストレッチ効果を増し、視力低下の一因である「目のコリ」を効果的に解消できるのです。**

さらに、眼筋にアプローチするだけでは、**③自律神経を整える**ことも、**④脳機能の強化**もできません。

「マジカルフレーズ」は他の「目トレ」と違い4つが同時に行える、画期的なメソッドなのです。

「目のヨガ」のイメージで、リラックスしながら**目をゆっくりと動かすことで、副交感神経が優位になります。**

自律神経が整うと、③の**「涙の量が増える」**だけでなく、血糖値や血圧が高くなるのを抑えることができ、局所の血流がよくなることで、**「白内障」**や**「緑内障」**の予防も期待できるのです。

また、通常の文章の向きとは違う**「逆さ読み」**を中心に様々

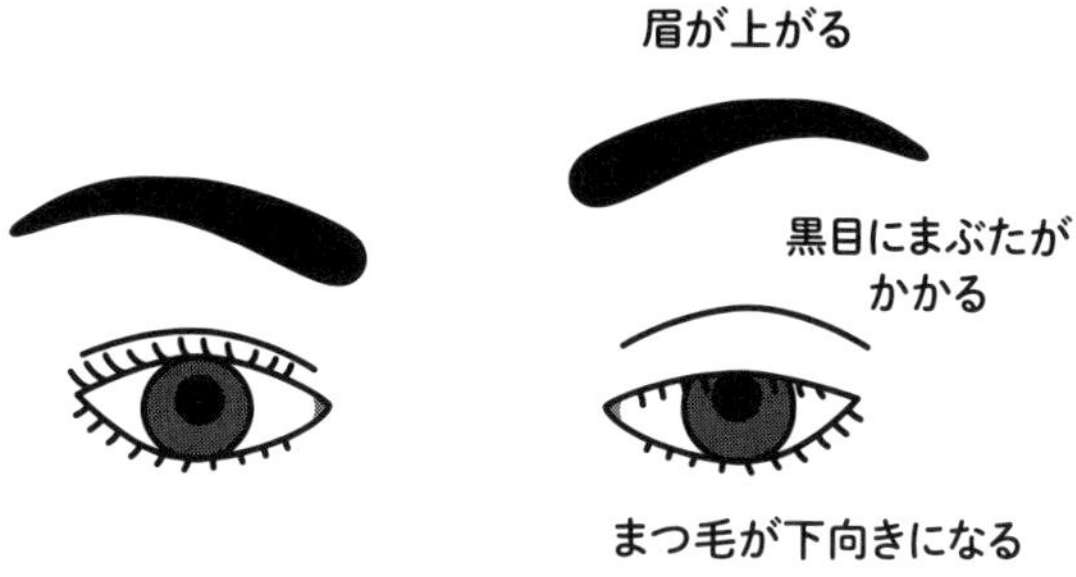

イラストの右目が眼瞼下垂の状態。その多くは、加齢によりまぶたを上げる腱が伸びてしまうものです。また、年齢に関係なく、コンタクトレンズ使用者にも増えています。

な方向に読むことで、④の**「脳機能の活性化」**ができます。

普段の生活ではあまりしない目の動かし方をすると、高齢者に多い**「眼瞼《がんけん》下垂」**（まぶたが下がり、じゅうぶんに目を開くことができなくなる症状）も予防できます。

そんな「魔法みたいな」メソッドだから、「マジカルフレーズ」なのです。PART2で1カ月分ご用意しましたので、まずは続けてみてください。

マジカルフレーズのやり方

- □ 1日1分以上行いましょう
- □ 矢印に沿って、焦らずにゆっくり読もう。そうすることで、「目のコリ」がほぐれます
- □ 文字を読むときは、頭を動かさずに眼球だけを動かしましょう
- □ 40～60㎝くらい離して読みましょう
- □ コンタクトやメガネをしたままでOK
- □ 就寝のおよそ1時間前に行うのがおすすめ
- □ 「目トレ」をしたら巻末（P134～135）のダイアリーに、実践した日や感想を書き込むようにしましょう

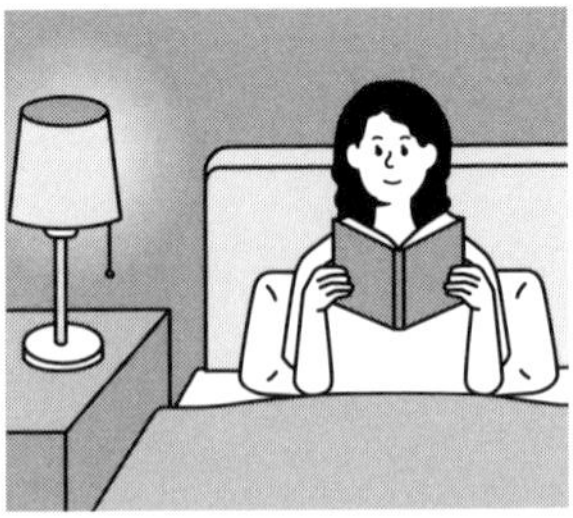

PART
2

ぐんぐん目が
よくなる
マジカルフレーズ

DAY 1

本当に大切なことを思い出す言葉ジグザグ読み

とこのんさくたけだれど、はのな切大

をしたかではなく、

すでかためこを心けだれど

マザー・テレサ

1910-1997 年。カトリック教会の修道女。1979 年ノーベル平和賞を受賞。裕福な家庭に生まれるも無私と奉仕の人生を送った。

ポイント

☑ 顔は動かさず眼球だけを動かして、1 分間（2 ～ 3 回）繰り返し読みましょう。
☑ できれば、声に出して読みましょう。☑ 一字ずつしっかり読みましょう。

全文 大切なのは、どれだけたくさんのことをしたかではなく、どれだけ心をこめたかです

マハトマ・ガンディー

1869-1948年。インド独立運動の指導者。「非暴力・不服従」で、植民地解放運動を世界的なうねりへと導いた。

。いさなき生にうよのかぬ死日明

永遠に生きる

いさなび学にうよのか

この外眼筋のストレッチになる！

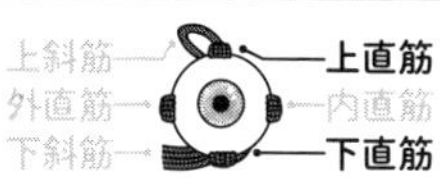

期待される効果

主に上直筋＆下直筋の「コリ」がほぐれる！

全文　明日死ぬかのように生きなさい。永遠に生きるかのように学びなさい

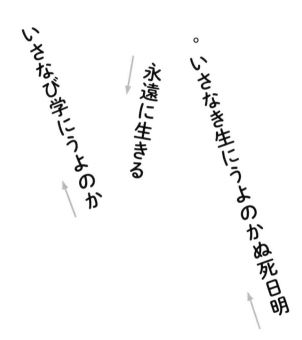

DAY 2

愛を知る言葉Z逆さ読み

だのるすとのもいし新、し直りくつもつい

。るあでのもるれらくつ日毎にうよのンパ。いなはで

のるあにこそとっじにうよの石、は愛

アーシュラ・クローバー・ル＝グウィン

1929-2018年。アメリカの小説家。『闇の左手』『ゲド戦記』などのSFやファンタジー作品を多数発表。

ポイント

☑ 顔は動かさず眼球だけを動かして、1分間（2～3回）繰り返し読みましょう。

☑ できれば、声に出して読みましょう。☑ 一字ずつしっかり読みましょう。

全文 愛は、石のようにじっとそこにあるのではない。パンのように毎日つくられるものである。いつもつくり直し、新しいものとするのだ

フローレンス・ナイチンゲール

1820-1910年。イギリスの看護師、社会起業家。クリミア戦争における負傷兵への献身的な看護で有名。

すでとこの者う戦にめ

たの人るす悩苦、くなはで者すら

散きまを花いし美、はと使天

この外眼筋のストレッチになる！

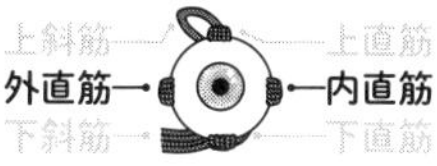

期待される効果

主に外直筋＆内直筋の「コリ」がほぐれる！

全文　天使とは、美しい花をまき散らす者ではなく、苦悩する人のために戦う者のことです

DAY 3

自分を変えたい名言 W逆さ読み

だのなものす出り作で分自

。いなもでのもるれらえ与

にか誰、もでのもるくて

っ降らか空は福幸

アラン

1868-1951年。本名、エミール＝オーギュスト＝シャルチエ。『幸福論』で知られる、フランスの哲学者・モラリスト。

ポイント

☑ 顔は動かさず眼球だけを動かして、1分間（2～3回）繰り返し読みましょう。

☑ できれば、声に出して読みましょう。☑ 一字ずつしっかり読みましょう。

全文 幸福は空から降ってくるものでも、誰かに与えられるものでもない。自分で作り出すものなのだ

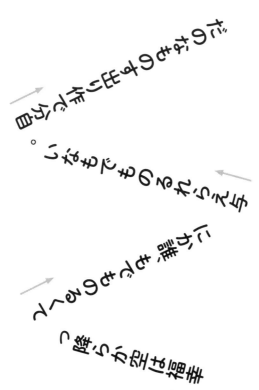

トーマス・エジソン

1847-1931 年。アメリカの発明家。現ゼネラル・エレクトリック（GE）創始者。蓄音器など生涯に約 1300 の発明を行った。

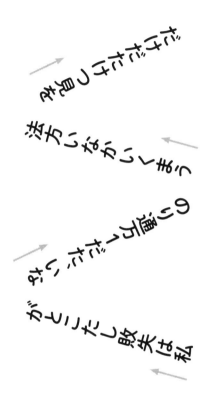

私は失敗したことが
ないただ1万通りの
うまくいかない方法
を見つけただけだ

この外眼筋のストレッチになる！

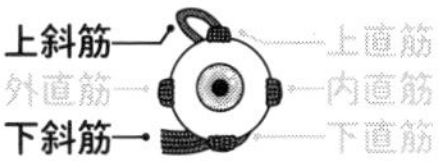

期待される効果

主に上斜筋＆下斜筋の「コリ」がほぐれる！

全文　私は失敗したことがない、ただ1万通りのうまくいかない方法を見つけただけだ

DAY 4

明日に向かう名言 8の字逆さ読み

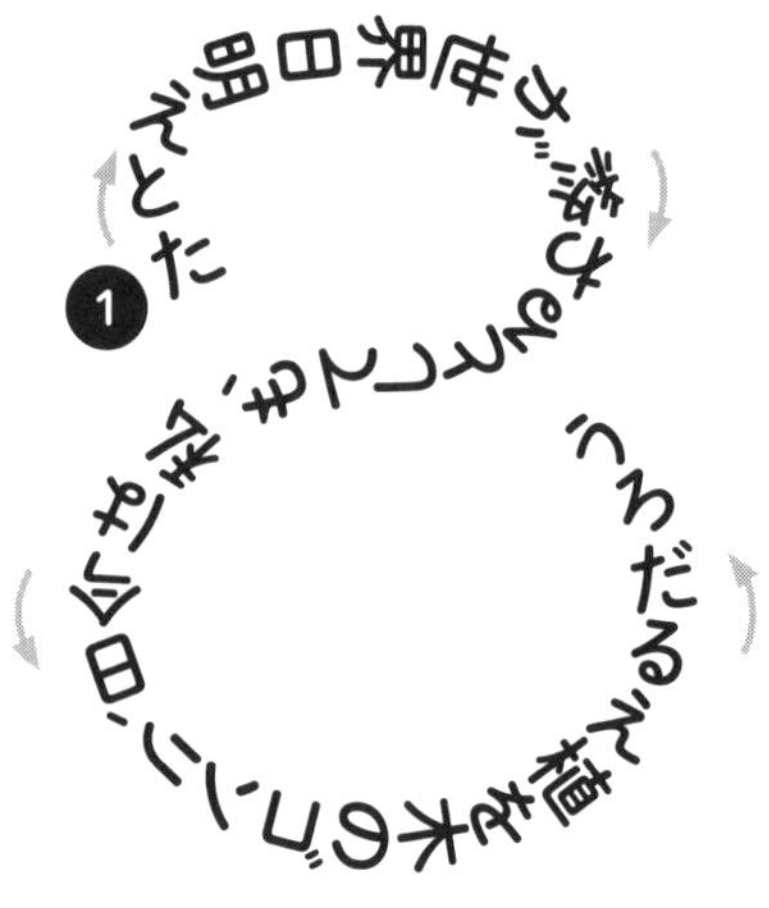

マルティン・ルター

1483-1546 年。ドイツの神学者、教授、聖職者、作曲家。16 世紀ヨーロッパでプロテスタントを誕生させた、宗教改革の中心人物。

ポイント

- ☑ **顔は動かさず眼球だけを動かして、1 分間（2 ～ 3 回）繰り返し読みましょう。**
- ☑ **できれば、声に出して読みましょう。** ☑ **一字ずつしっかり読みましょう。**

全文　たとえ、明日世界が終わるとしても、私は今日、リンゴの木を植えるだろう

小林一三

1837-1957 年。阪急電鉄、宝塚歌劇、東宝の創設者。

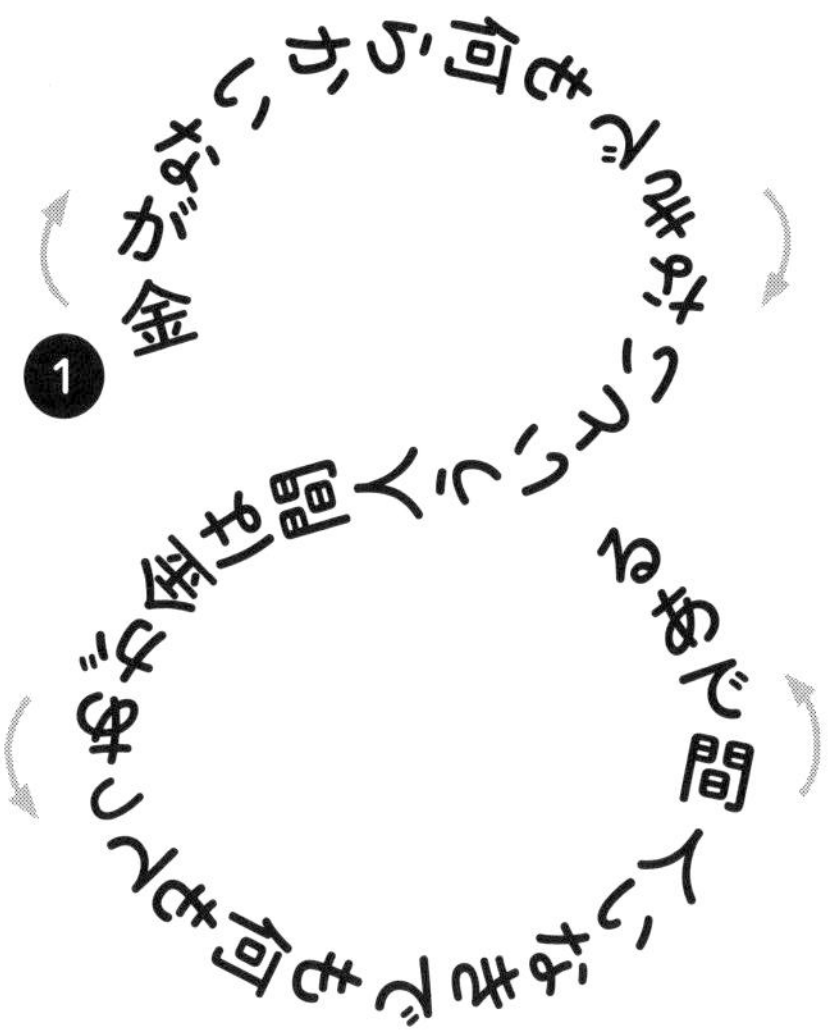
1
金がないから何もできないという人間は金があっても何もできない人間である

この外眼筋のストレッチになる！

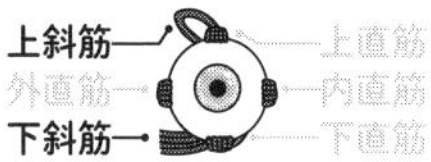
上斜筋
外直筋
下斜筋
上直筋
内直筋
下直筋

期待される効果

主に上斜筋＆下斜筋の「コリ」がほぐれる！

全文　金がないから何もできないという人間は金があっても何もできない人間である

DAY 5

心のあり方を考えさせる名言 クロス逆さ読み

❶ 私たちの幸福はその生まれ
持った境遇にあるのでは

② なく私たち自身の心のあり
ようで決まるのである

マーサ・ワシントン

1731-1802年。初代アメリカ合衆国大統領ジョージ・ワシントンの妻。

※❶→②の順で読んでください

ポイント

☑ 顔は動かさず眼球だけを動かして、1分間（2〜3回）繰り返し読みましょう。
☑ できれば、声に出して読みましょう。☑ 一字ずつしっかり読みましょう。

全文　私たちの幸福はその生まれ持った境遇にあるのではなく、私たち自身の心のありようで決まるのである

パウル・ティリッヒ

1886-1965年。ドイツのプロテスタント神学者。20世紀のキリスト教神学に大きな影響を与えた。

❶ 愛することの第一の義務は相手の話

② をよく聞いてあげることである

この外眼筋のストレッチになる！

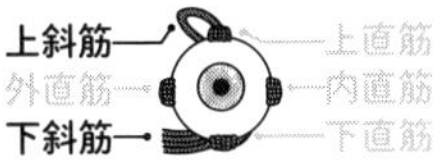

期待される効果

主に上斜筋＆下斜筋の「コリ」がほぐれる！

全文　愛することの第一の義務は、相手の話をよく聞いてあげることである

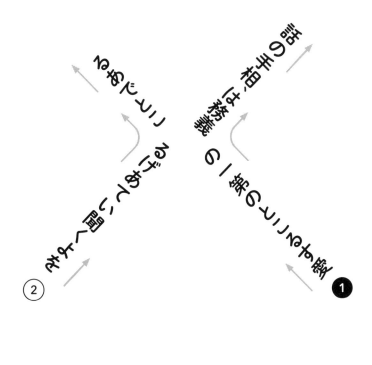

DAY 6

勇気と決断について考える名言直角逆さ読み

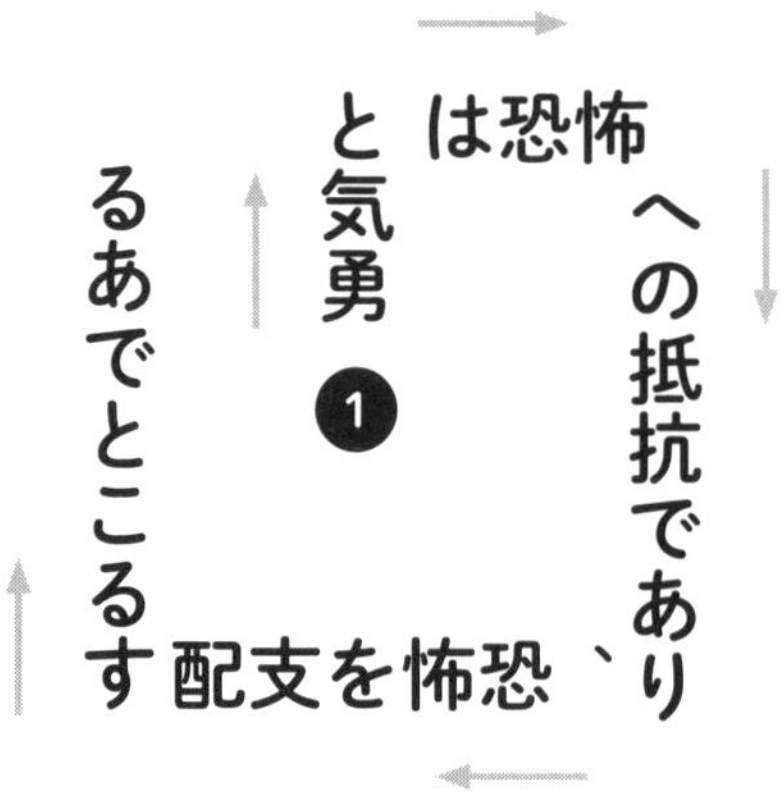

マーク・トウェイン

1835-1910年。『ハックルベリー・フィンの冒険』『トム・ソーヤーの冒険』などで知られる、アメリカの小説家。

ポイント

☑ 顔は動かさず眼球だけを動かして、1分間（2～3回）繰り返し読みましょう。
☑ できれば、声に出して読みましょう。☑ 一字ずつしっかり読みましょう。

全文 勇気とは恐怖への抵抗であり、恐怖を支配することである

❶ 我々が恐れなければいけない唯一のものは、恐れそれ自体だ

フランクリン・D・ルーズベルト

1882-1945 年。アメリカ合衆国第 32 代大統領（1933-1945）。ニューディール政策で世界恐慌を切り抜け、大戦下のアメリカを指導。

この外眼筋のストレッチになる！

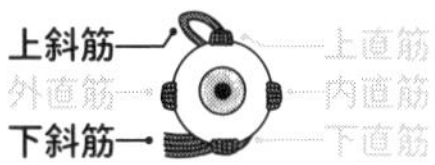

期待される効果

主に上斜筋＆下斜筋の「コリ」がほぐれる！

全文　我々が恐れなければいけない唯一のものは、恐れそれ自体だ

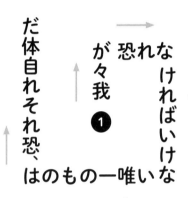

DAY 7

人生のヒントになる名言
ぐるぐる逆さ読み

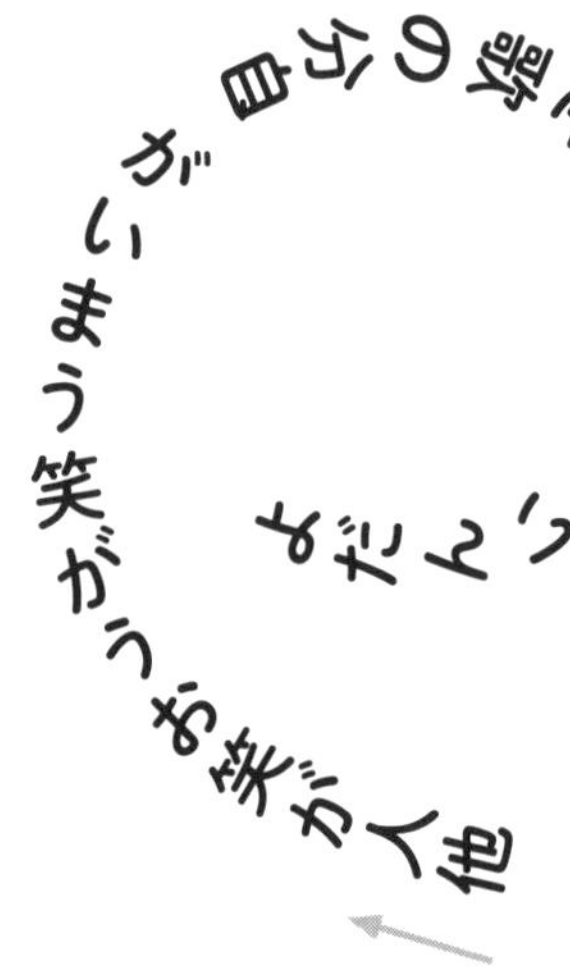

岡本太郎

1911-1996年。芸術家。
代表作は『明日の神話』
『太陽の塔』など。

ポイント

☑ 顔は動かさず眼球だけを動かして、1分間（2～3回）繰り返し読みましょう。
☑ できれば、声に出して読みましょう。☑一字ずつしっかり読みましょう。

全文 他人が笑おうが笑うまいが、自分の歌を歌えばいいんだよ

ヨハン・ヴォルフガング・フォン・ゲーテ

1794-1832年。ドイツの詩人、劇作家、政治家、法律家。代表作は小説『若きウェルテルの悩み』、詩劇『ファウスト』など。

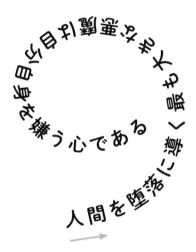

人間を堕落に導く最も大きな悪魔は自分自身を嫌う心である

この外眼筋のストレッチになる！

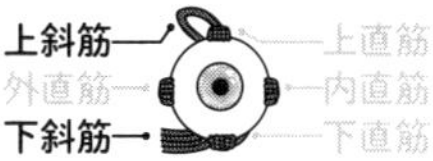

期待される効果

主に上斜筋＆下斜筋の「コリ」がほぐれる！

全文　人間を堕落に導く最も大きな悪魔は自分自身を嫌う心である

DAY 8 戦争と平和を知る言葉 行間空け逆さ読み

❶ いはのな惨悲てめ極が争戦

② れけなでうそしも。だとこい

③ にき好を争戦がれわれわ、ば

④ らかだとこの然当はのるな

ロバート・E・リー

1807-1870年。アメリカ史上屈指の名将として知られる、アメリカの軍人、教育者。南北戦争時の、南部連合の司令官。

ポイント

☑ 顔は動かさず眼球だけを動かして、1分間（2～3回）繰り返し読みましょう。

☑ できれば、声に出して読みましょう。☑ 一字ずつしっかり読みましょう。

全文 戦争が極めて悲惨なのはいいことだ。もしそうでなければ、われわれが戦争を好きになるのは当然のことだから

❶ なさらわ終を争戦は類人

② いならなばれけ

ジョン・F・ケネディ

1917-1963年。アメリカ合衆国第35代大統領。在任中にテキサス州ダラスで暗殺された。

この外眼筋のストレッチになる！

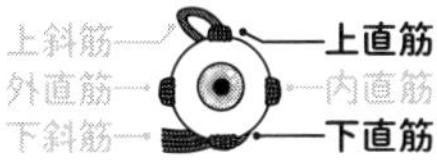

期待される効果

主に上直筋＆下直筋の「コリ」がほぐれる！

全文 人類は戦争を終わらさなければならない

DAY 9

人間関係を考えたいときの言葉四角逆さ読み

→

んでいる人は、他人

をも悲しんでいる

し悲。いなし在存は

間人たし立孤に全完 ❶

←

サン・テグジュペリ

1900-1944年。フランスの小説家、飛行家。代表作は『星の王子さま』『夜間飛行』、エッセイ集『人間の土地』。

ポイント

☑ 顔は動かさず眼球だけを動かして、1分間（2～3回）繰り返し読みましょう。
☑ できれば、声に出して読みましょう。☑ 一字ずつしっかり読みましょう。

全文 完全に孤立した人間は存在しない。悲しんでいる人は、他人をも悲しんでいる

ウィルソン・ミズナー

1876-1933年。アメリカの劇作家、脚本家。人間の本質に迫るアドバイスをキャッチーな言葉で表現し、多くの名言を残した。

時の子調り下らなぜな　。いさなき

おてしくよもつい、はに人う

に会うのも同じ人だからだ

❶ 人生の上り調子の時に会

この外眼筋のストレッチになる！

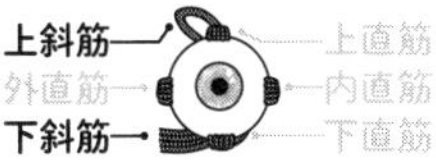

期待される効果

主に上斜筋＆下斜筋の「コリ」がほぐれる！

全文　人生の上り調子の時に会う人には、いつもよくしておきなさい。なぜなら下り調子の時に会うのも同じ人だからだ

DAY 10 知性とアイデアの名言 斜め逆さ読み

るあで術技な度高るれ忘をかた ③

い聞でこどをれそ、がるいてえ覚 ②

はとこたい聞、はと性創独 ❶

ローレンス・J・ピーター

1919-1990年。カナダの教育者。「階層社会学」を提起。

ポイント

☑ 顔は動かさず眼球だけを動かして、1分間（2～3回）繰り返し読みましょう。
☑ できれば、声に出して読みましょう。☑ 一字ずつしっかり読みましょう。

全文　独創性とは、聞いたことは覚えているが、それをどこで聞いたかを忘れる高度な技術である

プラトン

紀元前 427- 紀元前 347 年。古代ギリシアの哲学者。ソクラテスの弟子で、アリストテレスの師にあたる。

③ 言わねばならないから話す

② があるから話すが、愚か者は、

❶ 賢者は、言うべきこと

この外眼筋のストレッチになる！

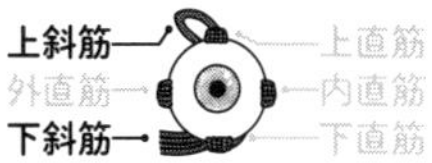

期待される効果

主に上斜筋＆下斜筋の「コリ」がほぐれる！

全文 賢者は、言うべきことがあるから話すが、愚か者は、言わねばならないから話す

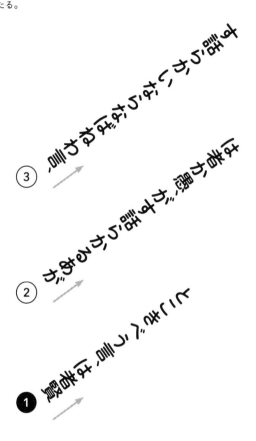

名言解説

DAY 1 ~ DAY 10

DAY 1

大切なのは、どれだけたくさんのことをしたかではなく、
どれだけ心をこめたかです　マザー・テレサ（P34）

マザー・テレサは裕福な家庭に生まれるも、カトリックの修道女として無私と奉仕の人生を送りました。寄付金額を競争する人に対し、「できる範囲で施すこと」の重要性を説いています。この名言も「あれもこれも」やろうとするのではなく、一つひとつ出来ることを、丁寧に心を込めて行うことの重要性を伝えています。

明日死ぬかのように生きなさい。
永遠に生きるかのように学びなさい　マハトマ・ガンディー（P35）

マハトマ・ガンディーは、平和的な「非暴力・不服従」で植民地解放運動を世界的なうねりへと導いたことで知られます。痩せた姿に丸眼鏡、地面に座ってインド式糸車を廻す姿でイギリスへの抵抗を示した写真など、没後も世界中の人々に影響を与え続けています。なお近年の研究で「ガンディーの言葉ではない」とする説もあります。

DAY 2

愛は、石のようにじっとそこにあるのではない。
パンのように毎日つくられるものである。いつもつくり直し、
新しいものとするのだ　アーシュラ・クローバー・ル＝グウィン（P36）

子供向けSFやファンタジー作品を多数発表したル・グィンの言葉。家族やパートナーのことを「そばにいて当たり前」と思っていませんか？　愛や感謝を常に伝えていないと、いつしか心が離れてしまうかもしれません。毎日つくるパンのように、絶えることなく言葉にして伝えましょう。

天使とは、美しい花をまき散らす者ではなく、苦悩する人のために戦う者のことです　フローレンス・ナイチンゲール（P37）

最初に「白衣の天使」呼ばれたのはナイチンゲールですが、本人はこの言葉に納得していなかったと言われています。過酷な戦場で、死を目前にした兵士たちと接してきた彼女にしてみれば、看護の現場もまた違う意味での戦場であり、困難に打ち勝たなければ苦しむ人々を救えないことを、訴えたかったのでしょう。

DAY 3

幸福は空から降ってくるものでも、誰かに与えられるものでもない。自分で作り出すものなのだ　アラン（P38）

生涯を高校で哲学の教師として過ごしたアランは、第一次世界大戦で落ち込む人々を勇気づけるため、新聞を通して前向きな言葉をたくさん発信しました。エッセーのように読みやすく、現代でも親しまれています。

私は失敗したことがない、ただ1万通りのうまくいかない方法を見つけただけだ　トーマス・エジソン（P39）

エジソンが、電灯のフィラメントの素材に京都の竹を使った話は有名ですが、実は最適な素材を見つけるために6000種類以上の素材で実験を重ねたと言われています。成功の影にはその何倍もの失敗があったということでしょう。

DAY 4

たとえ、明日世界が終わるとしても、私は今日、リンゴの木を植えるだろう　マルティン・ルター(P40)

ルターは、既存の教会が私腹を肥やすことに「NO」を突きつけ破門、追放されたにもかかわらず、困難に屈せず聖書の教えを説き続けた信念の人です。どんな状況に置かれようと、自分にできることを着実に積み重ねることの大事さが伝わってきます。

金がないから何もできないという人間は金があっても何もできない人間である　小林一三(P41)

小林一三は、阪急電鉄の創設者。庶民がローンで郊外に家を買う仕組みを最初に考えたアイデアマンです。人々が文化的で健康的な生活を送るため、少ない元手でより良き未来を手に入れることに知恵を絞りました。

DAY 5

私たちの幸福はその生まれ持った境遇にあるのではなく、私たち自身の心のありようで決まるのである　マーサ・ワシントン(P42)

雨が降ったら、憂鬱だと思う人もいれば、喜ぶ人もいます。人生に起きる出来事はその捉え方で全く違う側面を見せます。マーサ・ワシントンは最初の夫に先立たれ、二度目の夫がアメリカ初の大統領になりました。悲しみは、ずっと続くことはありません。

愛することの第一の義務は、相手の話をよく聞いてあげることである　パウル・ティリッヒ(P43)

ティリッヒはキリスト教と、その他の対立する宗教間の争いを無くすこ方法を求めた神学者です。隣人への愛を説くキリスト教の教義になぞらえた言葉は、最後まで対話を諦めなかったティリッヒの思いそのものです。

DAY 6

勇気とは恐怖への抵抗であり、恐怖を支配することである　マーク・トウェイン（P44）

「マーク・トウェイン」はペンネームで、川を蒸気船が航行する際の測深手の水先人への合図“by the mark, twain”が由来です。旅行や冒険好きな性格がうかがえます。冒険には恐怖がつきもの。恐怖そのものはなくすことができないけど、コントロールすることはできます。大事なのは恐怖への向き合い方。プレッシャーのかかる場面で活躍できる人は、自分なりの恐怖への対処法を身につけています。

我々が恐れなければいけない唯一のものは、恐れそれ自体だ　フランクリン・D・ルーズベルト（P45）

1933年3月4日に行われた、第1回大統領就任演説の冒頭のメッセージです。世界恐慌に襲われたアメリカ経済を再建するために必要なこととして、「恐れないこと」を力強く訴えました。その言葉どおり、ルーズベルトはニューディール政策で、大規模な公共事業や、雇用を増やすための労働基準の改善などを実施しました。

DAY 7

他人が笑おうが笑うまいが、自分の歌を歌えばいいんだよ　岡本太郎（P46）

強烈な色彩と造形、「芸術は爆発だ！」のＣＭで一世を風靡した岡本太郎は、傷ついた人を励ます言葉を多数残しています。著書『強く生きる言葉』では今でいう「自分軸」の持ち方を具体的かつユーモラスに書いています。

人間を堕落に導く最も大きな悪魔は自分自身を嫌う心である　ヨハン・ヴォルフガング・フォン ゲーテ（P47）

ドイツに伝わる錬金術師の伝説に着想を得た『ファウスト』は、人間の中にある理性や欲望を神と悪魔の対立として描いています。次々と起こる困難や誘惑は現代を生きる私たちにとっても決して他人事ではありません。

DAY 8

戦争が極めて悲惨なのはいいことだ。もしそうでなければ、われわれが戦争を好きになるのは当然のことだから　ロバート・E・リー(P48)

アメリカの軍人であり、教育者でもあったロバート・E・リーの言葉。アメリカ南北戦争時、フレデリックスバーグの戦いで完全勝利を収めた際の言葉です。乱暴な言葉にも思えますが、愛情深く、奴隷差別をしなかったリーダーが、本当は戦争などしたくなかったであろう心情が読み取れます。

人類は戦争を終わらさなければならない　ジョン・F・ケネディ(P49)

全米健全核政策全国委員会のポスターに書かれた言葉の前半で「さもなくば、戦争が人類を終わらせるだろう」と続きます。新しい世界をリードする若きリーダーとして、シンプルで力強く平和の大切さを訴えています。

DAY 9

完全に孤立した人間は存在しない。悲しんでいる人は、他人をも悲しんでいる　サン・テグジュペリ(P50)

生涯をパイロットとして生きたサン・テグジュペリは、愛や孤独を深く考察し、作品として発表し続けました。人はどんなに孤独に見えても、誰かに助けられて生きています。悲しみすら、自分だけのものではないのです。

人生の上り調子の時に会う人には、いつもよくしておきなさい。なぜなら下り調子の時に会うのも同じ人だからだ　ウィルソン・ミズナー(P51)

ウィルソン・ミズナーは劇作家という仕事柄か、人間の本質に迫るアドバイスをキャッチーな言葉で表現し、多くの名言を残しました。人生の浮き沈みを山登りのように語った言葉は、自身の過ちから得た教訓とも取れます。

DAY 10

独創性とは、聞いたことは覚えているが、それをどこで聞いたかを忘れる高度な技術である　ローレンス・J・ピーター(P52)

「昇進すると無能になる」現象はローレンス・J・ピーターによって発見され、「ピーターの法則」と命名されています。皮肉たっぷりの表現はまさにピーターの持ち味。この世に完全な独創はほとんどなく、何かしらの元ネタがあるものです。

賢者は、言うべきことがあるから話すが、愚か者は、言わねばならないから話す　プラトン(P53)

「イデア」や「プシュケー（魂）」で有名なプラトンですが、人の振る舞いに関してもさまざまな言葉が言い伝えられています。発言を戒める名言は多くの賢者がバリエーション豊富に残しています。

DAY 11 結婚について考えたいときの名言ジグザグ読み

、もりよるれさ愛で分自ため固で嘘

本当の自分で嫌われた方が

かいなはでいいち持気

アンドレ・ジッド

1869-1951 年。フランスの小説家。1947 年にノーベル賞を受賞。
代表作品は『狭き門』『背徳者』など。

ポイント

☑ 顔は動かさず眼球だけを動かして、1 分間（2 ～ 3 回）繰り返し読みましょう。
☑ できれば、声に出して読みましょう。☑ 一字ずつしっかり読みましょう。

全文 嘘で固めた自分で愛されるよりも、本当の自分で嫌われた方が気持ちいいではないか

バートランド・ラッセル

1872-1970 年。イギリスの論理学者、哲学者。1950 年ノーベル文学賞受賞。「ラッセル＝アインシュタイン宣言」提唱者の 1 人。

なクッチンマロの婚結

幸福をあきらめると、

るなとのもな福幸は婚結

この外眼筋のストレッチになる！

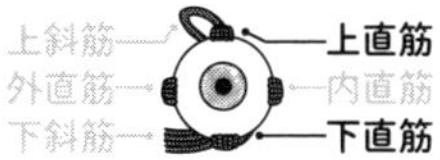

期待される効果

主に上直筋＆下直筋の「コリ」がほぐれる！

全文 結婚のロマンチックな幸福をあきらめると、結婚は幸福なものとなる

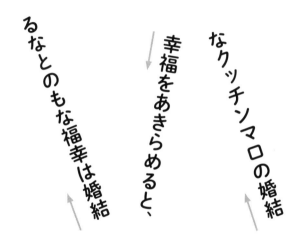

DAY 12

限りある人生を見つめ直したい名言Z逆さ読み

いなけいはてしに駄無を間時

誰か他の人の人生を生きることで

らかだ 。るいてれら限は間時

スティーブ・ジョブズ

1955-2011 年。アメリカの実業家で、アップル社の共同設立者。IT の世界に変革をもたらした。2011 年、がんにより 56 歳で死去。

ポイント

☑ 顔は動かさず眼球だけを動かして、1 分間（2 ～ 3 回）繰り返し読みましょう。
☑ できれば、声に出して読みましょう。☑ 一字ずつしっかり読みましょう。

全文 時間は限られている。だから誰か他の人の人生を生きることで時間を無駄にしてはいけない

フランツ・カフカ

1883-1924年。チェコ出身の小説家。代表作は『変身』など。後に、20世紀を代表する純文学作家として評価された。

いならなはてくなま拒 、てい

てっまきは口出の後最、もて

っあはい迷のつり戻つき往

この外眼筋のストレッチになる！

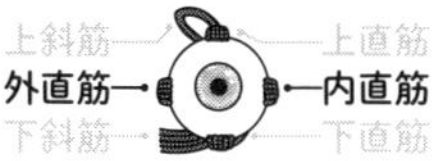

期待される効果

主に外直筋＆内直筋の「コリ」がほぐれる！

全文　往きつ戻りつの迷いはあっても、最後の出口はきまっていて、拒まなくてはならない

DAY 13

成功について考える名言 W逆さ読み

よせとうろなに間人

るあの値価、ろし

む。なるすとう

ろなに間人たし功成

アルベルト・アインシュタイン

1879-1955年。ドイツ出身のユダヤ系理論物理学者で、相対性理論の提唱者。1921年ノーベル物理学賞を受賞。

ポイント

☑ 顔は動かさず眼球だけを動かして、1分間（2～3回）繰り返し読みましょう。
☑ できれば、声に出して読みましょう。☑ 一字ずつしっかり読みましょう。

全文　成功した人間になろうとするな。むしろ、価値のある人間になろうとせよ

トーマス・エジソン

1847-1931年。アメリカの発明家。現ゼネラル・エレクトリック（GE）創始者。蓄音器など生涯に約1300の発明を行った。

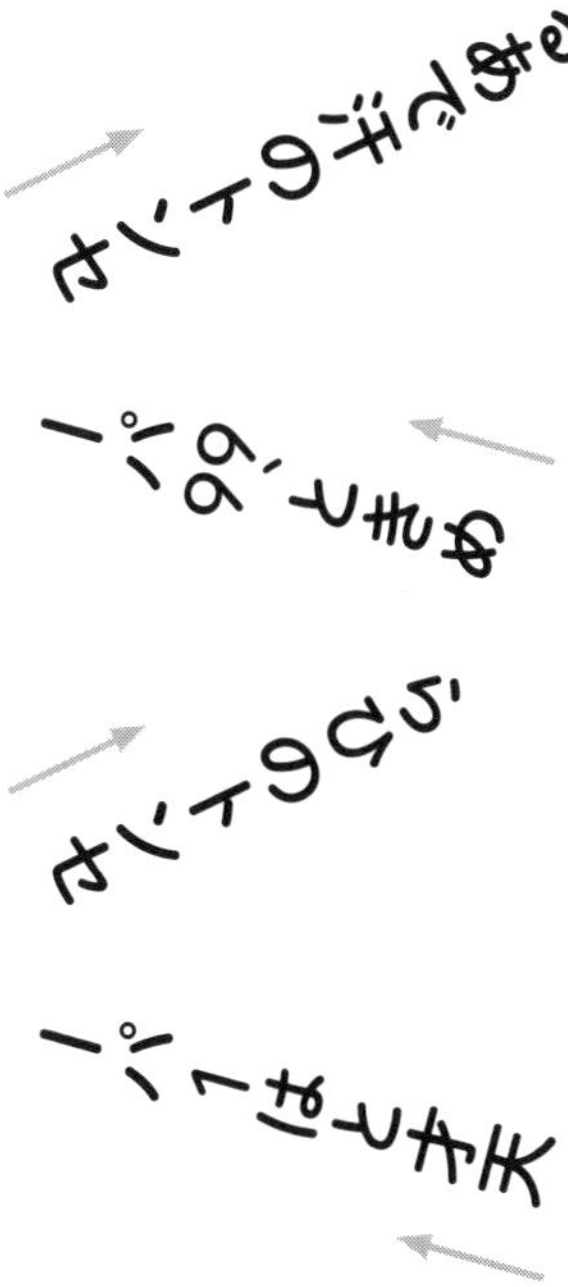

この外眼筋のストレッチになる！

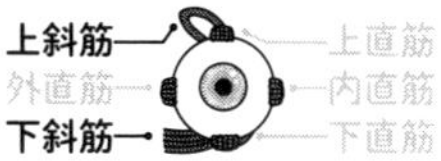

期待される効果

主に上斜筋＆下斜筋の「コリ」がほぐれる！

全文　天才とは1パーセントのひらめきと、99パーセントの汗である

DAY 14

未来を考える言葉 8の字逆さ読み

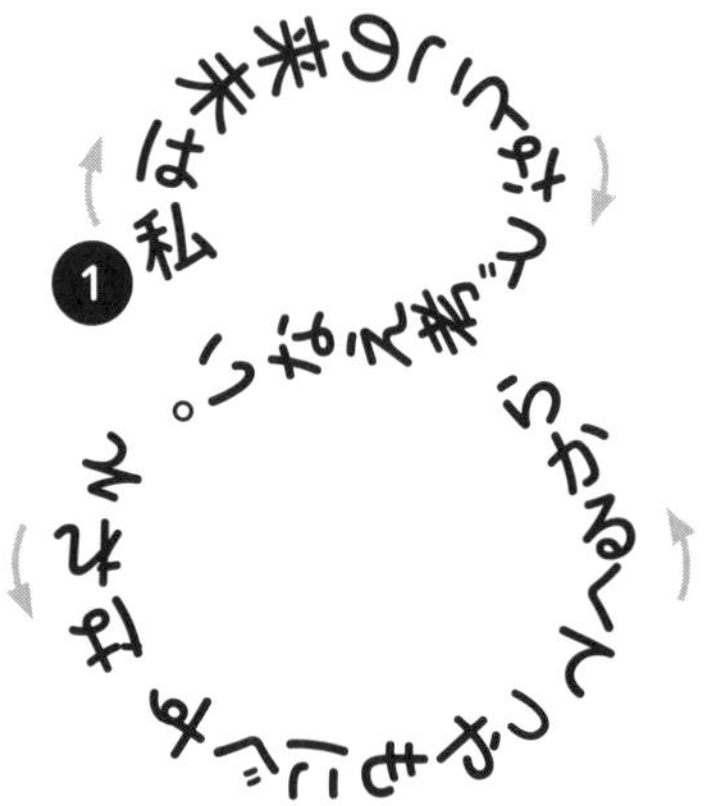

アルベルト・アインシュタイン

1879-1955年。ドイツ出身のユダヤ系理論物理学者で、相対性理論の提唱者。1921年ノーベル物理学賞を受賞。

ポイント

☑ 顔は動かさず眼球だけを動かして、1分間（2～3回）繰り返し読みましょう。
☑ できれば、声に出して読みましょう。☑一字ずつしっかり読みましょう。

全文　私は未来のことなど考えない。それは、すぐにもやってくるから

フランツ・ペーター・シューベルト

1797-1828年。ロマン派初期を代表するオーストリアの作曲家。『魔王』など600曲以上もの歌曲を生み出し「歌曲の王」と呼ばれた。

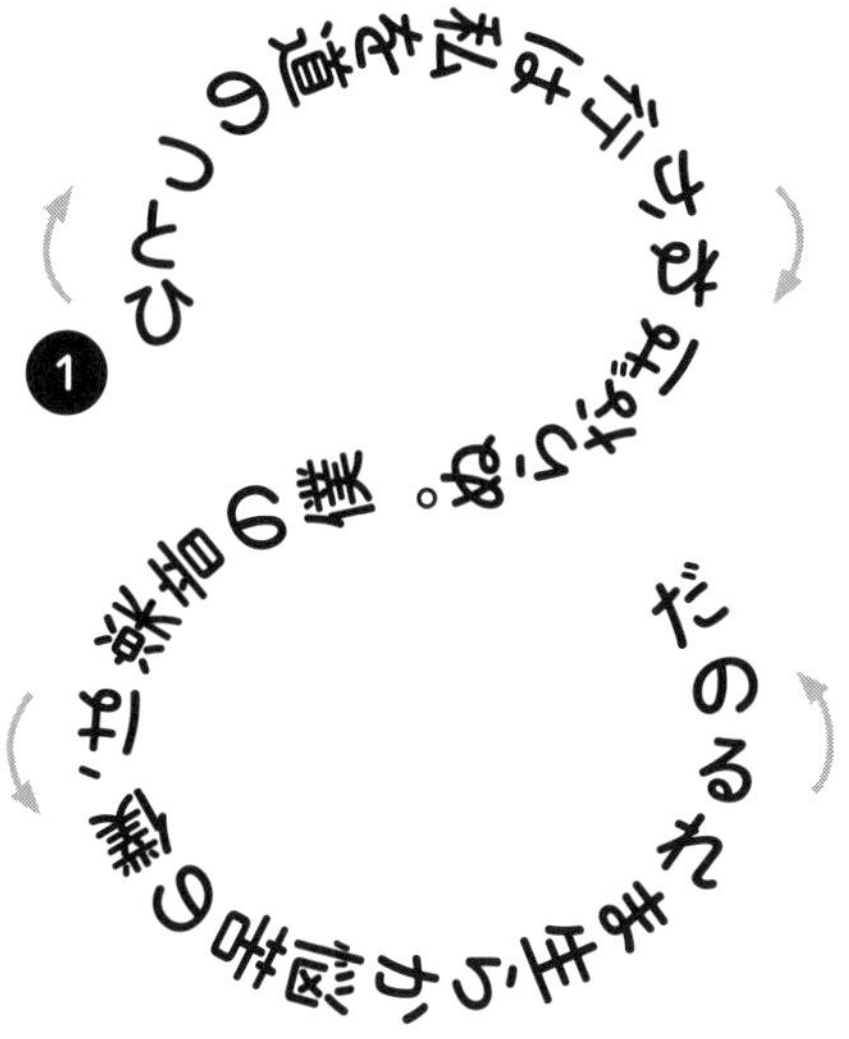

この外眼筋のストレッチになる！

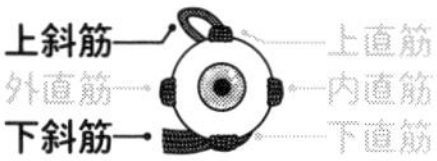

期待される効果

主に上斜筋＆下斜筋の「コリ」がほぐれる！

全文　ひとつの道を私は行かねばならぬ。僕の音楽は、僕の苦悩から生まれるのだ

DAY 15

幸福を知る名言 クロス逆さ読み

① 一瞬だけ幸福になりたいのなら復讐しなさい

② 永遠に幸福になりたいのなら許しなさい

アンリ・ラコルデール

1802-1861年。フランスの聖職者で説教家。自由主義的な雑誌『未来』に参加し、国家支配から教会を解放するために奔走した。

ポイント

☑ 顔は動かさず眼球だけを動かして、1分間（2～3回）繰り返し読みましょう。
☑ できれば、声に出して読みましょう。☑ 一字ずつしっかり読みましょう。

全文 一瞬だけ幸福になりたいのなら復讐しなさい、永遠に幸福になりたいのなら許しなさい

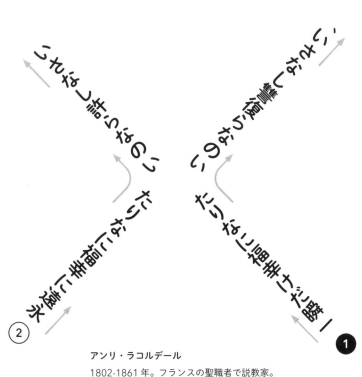

フランクリン・D・ルーズベルト

1882-1945年。アメリカ合衆国第32代大統領（1933-1945）。ニューディール政策で世界恐慌を切り抜け、大戦下のアメリカを指導。

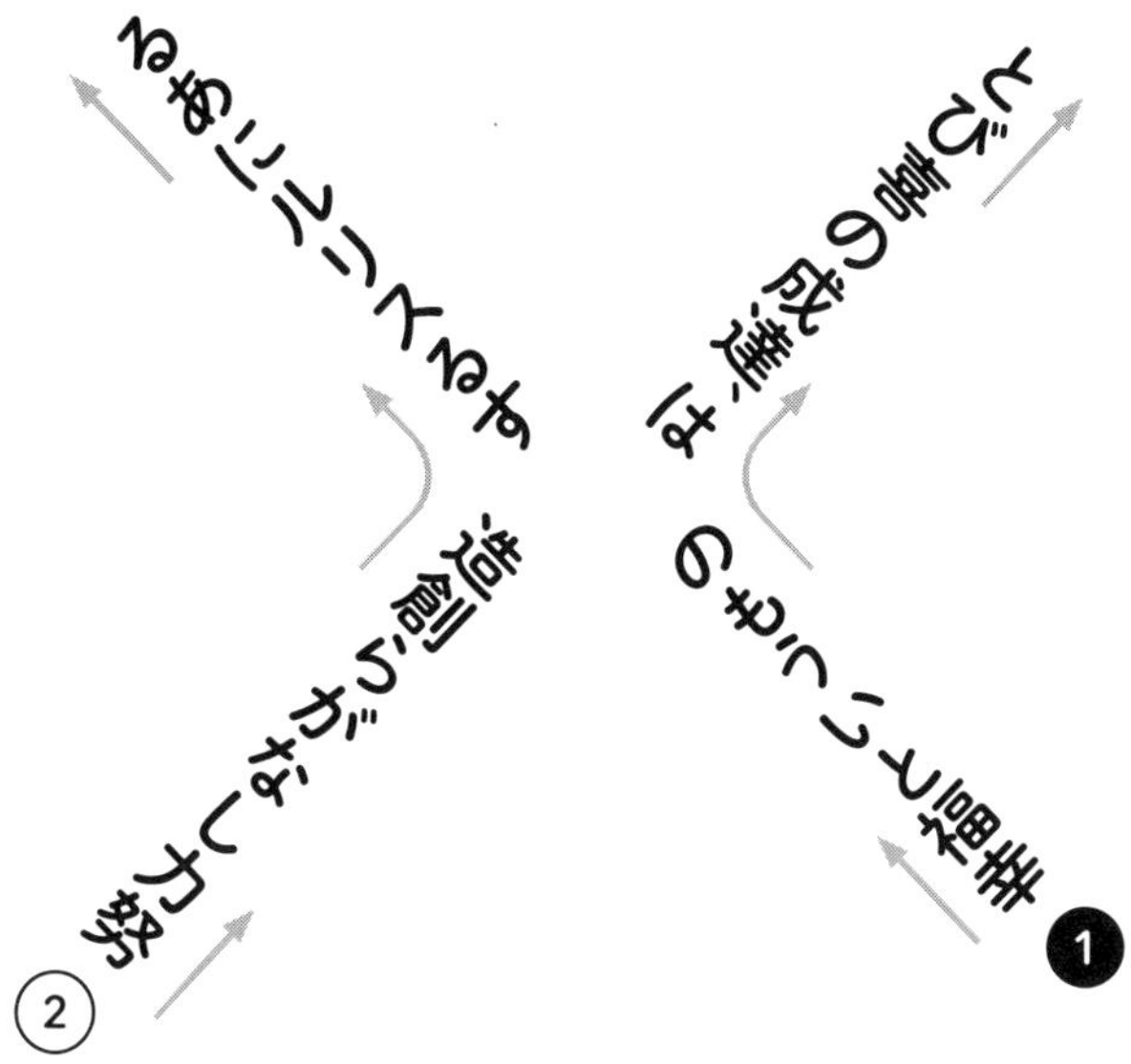

この外眼筋のストレッチになる！

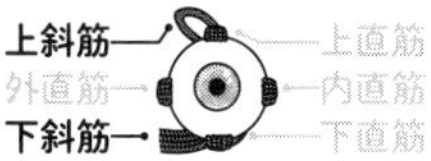

期待される効果

主に上斜筋＆下斜筋の「コリ」がほぐれる！

全文　幸福というものは、達成の喜びと努力しながら創造するスリルにある

DAY 16 文豪の言葉直角逆さ読み

1

は生人

チッマの箱一

に似ている。

重大に扱うのはばかば

大重、しかし。いしか

るあで険危ばねわ扱に

芥川龍之介

1892-1927年。大正時代に活躍した小説家。代表作品に『鼻』『羅生門』など。
歴史的素材で現実を理知によって再構成した作品を書いた。

ポイント

☑ 顔は動かさず眼球だけを動かして、1分間（2～3回）繰り返し読みましょう。
☑ できれば、声に出して読みましょう。☑ 一字ずつしっかり読みましょう。

全文 人生は一箱のマッチに似ている。重大に扱うのはばかばかしい。しかし、重大に扱わねば危険である

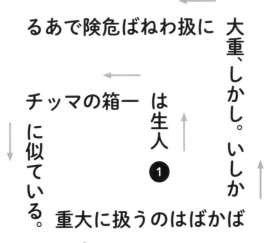

志賀直哉

1883-1971年。白樺派を代表する小説家で、「小説の神様」と呼ばれた。
代表作品に『暗夜行路』『城の崎にて』など。

❶

大地を

一歩一歩踏

みつけて、手

を振って、いい気分

で、進まねばならぬ

。

急がずに、休まずに

この外眼筋のストレッチになる！

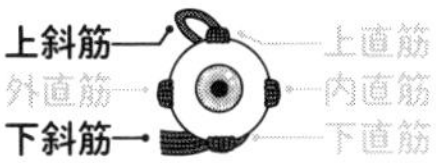

期待される効果

主に上斜筋＆下斜筋の「コリ」がほぐれる！

全文 大地を一歩一歩踏みつけて、手を振って、いい気分で、進まねばならぬ。急がずに、休まずに

DAY 17 武将たちの名言 行間空け逆さ読み

伊達政宗

1567-1636年。奥州を代表する戦国大名で初代仙台藩主。「独眼竜政宗」の異名を持ち、20代前半で奥州の大半を制した。

もとずらかまうは事食の夕朝 ①

しべう食てめほ ②

ポイント

☑ 顔は動かさず眼球だけを動かして、1分間（2～3回）繰り返し読みましょう。

☑ できれば、声に出して読みましょう。☑ 一字ずつしっかり読みましょう。

全文 朝夕の食事はうまからずともほめて食うべし

郵便はがき

切手を
お貼りください

105-0003

（受取人）

東京都港区西新橋2-23-1
3東洋海事ビル

（株）アスコム

眼科医が考案
1日1分読むだけで目がよくなる
マジカルフレーズ

読者　係

本書をお買いあげ頂き、誠にありがとうございました。お手数ですが、今後の出版の参考のため各項目にご記入のうえ、弊社までご返送ください。

お名前	男・女	才
ご住所　〒		
Tel	E-mail	
この本の満足度は何%ですか?		%
今後、著者や新刊に関する情報、新企画へのアンケート、セミナーのご案内などを郵送またはeメールにて送付させていただいてもよろしいでしょうか? □はい　□いいえ		

返送いただいた方の中から**抽選で3名**の方に
図書カード3000円分をプレゼントさせていただきます。

当選の発表はプレゼント商品の発送をもって代えさせていただきます。
※ご記入いただいた個人情報はプレゼントの発送以外に利用することはありません。
※本書へのご意見・ご感想およびその要旨に関しては、本書の広告などに文面を掲載させていただく場合がございます。

●本書へのご意見・ご感想をお聞かせください。

ご協力ありがとうございました。

武田信玄

1521-1573年。甲斐（現在の山梨県）の戦国大名で、織田信長も恐れるほどの最強軍団を率いた。上杉謙信との川中島の戦いが有名。

。堀は人、垣石は人、城は人 ❶

りな敵は仇、方味はけ情 ②

この外眼筋のストレッチになる！

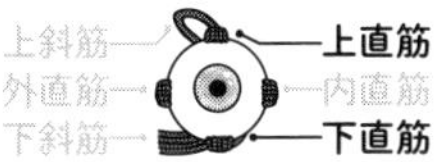

期待される効果

主に上直筋＆下直筋の「コリ」がほぐれる！

全文　人は城、人は石垣、人は堀。情けは味方、仇は敵なり

DAY 18

坂本龍馬の名言 ぐるぐる逆さ読み

すまえ考といなきでは成大もてと、といなでうよう合め求を好友らか方双らがなし笑談

ポイント

☑ 顔は動かさず眼球だけを動かして、1分間（2～3回）繰り返し読みましょう。
☑ できれば、声に出して読みましょう。☑ 一字ずつしっかり読みましょう。

全文　談笑しながら双方から友好を求め合うようでないと、とても大成はできないと考えます

坂本龍馬

1835-1867 年。土佐藩（現在の高知県）出身の幕末の志士。薩長同盟の立役者で大政奉還を提言したといわれる。

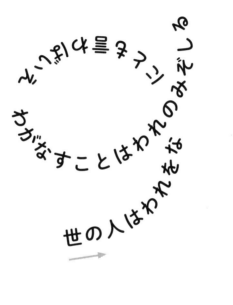

世の人はわれをなにとも言わばいえ わがなすことはわれのみぞしる

この外眼筋のストレッチになる！

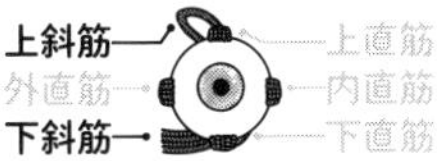

期待される効果

主に上斜筋＆下斜筋の「コリ」がほぐれる！

全文　世の人はわれをなにとも言わばいえ　わがなすことはわれのみぞしる

DAY 19

福沢諭吉の名言 四角逆さ読み

活用なき学問は

無学に等し

。みのる在に用活

は要の問学 ❶

ポイント

☑ 顔は動かさず眼球だけを動かして、1分間（2～3回）繰り返し読みましょう。

☑ できれば、声に出して読みましょう。☑ 一字ずつしっかり読みましょう。

全文　学問の要は活用に在るのみ。活用なき学問は無学に等し

福沢諭吉

1834-1901年。慶應義塾の創立者。学問の重要性を説いた『学問のすゝめ』がベストセラーになり、明治の世に大きな影響を与えた。

❶ すべての事の極端を

想像して覚悟を定め、

まさかの時に狼狽せぬ

ように後悔せぬように

この外眼筋のストレッチになる！

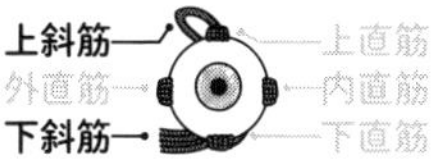

期待される効果

主に上斜筋＆下斜筋の「コリ」がほぐれる！

全文　すべての事の極端を想像して覚悟を定め、まさかの時に狼狽せぬように後悔せぬように

DAY 20

懐かしの童謡斜め逆さ読み

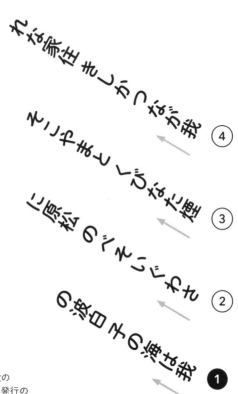

❶ の波白子の海は我

② に原松のべそいぐわさ

③ そこやまとくびなた煙

④ れな家住きしかつなが我

われは海の子

作詞者不詳。文部省唱歌の1つで、初出は1910年発行の『尋常小学読本唱歌』。

ポイント

☑ 顔は動かさず眼球だけを動かして、1分間（2～3回）繰り返し読みましょう。

☑ できれば、声に出して読みましょう。☑ 一字ずつしっかり読みましょう。

全文 われは海の子　白波の　さわぐいそべの　松原に　煙たなびく とまやこそ　我がなつかしき 住家なれ

故郷（ふるさと）

作詞・高野辰之。文部省唱歌の 1 つで、初出は 1914 年の『尋常小学唱歌』の第六学年用。長野県中野市と鳥取県鳥取市に歌碑がある。

④ 忘れがたき故郷

③ 夢は今もめぐりて

② 小鮒釣りしかの川

❶ 兎追ひしかの山

この外眼筋のストレッチになる！

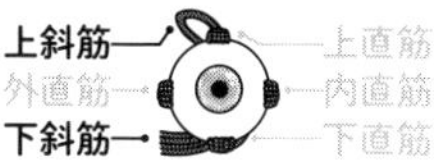

期待される効果

主に上斜筋＆下斜筋の「コリ」がほぐれる！

全文　兎追ひしかの山　小鮒釣りしかの川　夢は今もめぐりて　忘れがたき故郷

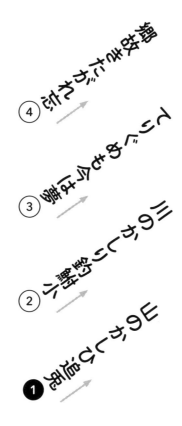

名言解説

DAY 11～DAY 20

DAY 11

嘘で固めた自分で愛されるよりも、本当の自分で嫌われた方が気持ちいいではないか アンドレ・ジッド(P60)

アンドレ・ジッドは、当時のヨーロッパ社会にあったキリスト教的な道徳や論理からの解放を訴えた人物です。自分をウソで塗り固めると、そのうちボロが出ます。生涯のパートナーと出会うなら、本音でぶつかる勇気も必要です。

結婚のロマンチックな幸福をあきらめると、結婚は幸福なものとなる バートランド・ラッセル(P61)

結婚に幸福を求めるのは悪いことではありませんが、実際はツラく苦しい時期もあります。結婚生活の幸福のハードルを下げることで、幸せを感じやすくなります。ラッセルは『結婚論』を書いた人物ですが、生涯に4回結婚しています。

DAY 12

時間は限られている。だから誰か他の人の人生を生きることで時間を無駄にしてはいけない スティーブ・ジョブズ(P62)

漫然と時間を過ごすのではなく、本当にやりたいことをやることの大切さを説いた言葉。がんに冒され、死を身近なものに感じていたジョブズの言葉だからこそ、より真実味が出てきます。

往きつ戻りつの迷いはあっても、最後の出口はきまっていて、拒まなくてはならない フランツ・カフカ(P63)

さまざまな紆余曲折があっても、人生のゴールは決まっています。

だからこそ、やりたくないことは拒まないといけないのです。結核に冒されて執筆もままならなくなったカフカも、人生の「最後の出口」をよく感じていたものと思われます。

DAY 13

成功した人間になろうとするな。むしろ、価値のある人間になろうとせよ　アルベルト・アインシュタイン（P64）

人生の目標は人それぞれですが、単に成功だけを目指すのではなく、成功に値する人間になることを志す大切さを説いた言葉です。アインシュタインも天才科学者として数えきれないほどの業績を残しましたが、そこに至るまでには、数えきれないくらいの「失敗」をしています。富や権力、名誉といった上辺ばかりの「成功」よりも、他者からの感謝や信頼といった「価値」に目を向けるべきなのです。

天才とは1パーセントのひらめきと、99パーセントの汗である　トーマス・エジソン（P65）

エジソンの代表的な格言で、努力の大切さを説く言葉として知られています。この発言はエジソンの死後発表されたものなので、実際に本人が言ったという明確な証拠はありません。しかし、エジソンが蓄電器の開発に取り組んだ時には、最良の結果を求めて9000回以上の実験を行なったそうです。努力の人だったことは間違いありません。

DAY 14

私は未来のことなど考えない。
それは、すぐにもやってくるから　アルベルト・アインシュタイン（P66）

自分の将来を考えすぎて、悩んでしまう人におすすめの言葉。「未来」は今の自分の延長線上にあるので、今の自分が何をやるべきかを考えるのが大事です。アインシュタインも若い学生たちに、こうした言葉を残していたのかもしれません。

ひとつの道を私は行かねばならぬ。僕の音楽は、
僕の苦悩から生まれるのだ　フランツ・ペーター・シューベルト（P67）

現在では広く知られるシューベルトですが、生前はさほど有名ではありませんでした。内気で世渡りが下手で、貧乏で病にも悩まされました。それでも音楽家としての道を歩み続け、素晴らしい作品を生み出しました。

DAY 15

一瞬だけ幸福になりたいのなら復讐しなさい、
永遠に幸福になりたいのなら許しなさい　アンリ・ラコルデール（P68）

復讐には何かしらの爽快感や満足感もありますが、それは一時的なものに過ぎず、心の安らぎにはつながりません。時にはグッとこらえて相手を許し、過去と決別して未来へむかうことで、自分の心から怒りや恨みを除くことができます。

幸福というものは、達成の喜びと努力しながら
創造するスリルにある　フランクリン・D・ルーズヴェルト（P69）

1933年に行われた大統領就任演説での言葉。当時のアメリカ国民は世界恐慌の真っ只中にありましたが、少し前には空前の好景気を謳歌していました。そこで皆が忘れてしまった本当の「幸福」は何なのかを呼びかけています。

DAY 16

人生は一箱のマッチに似ている。重大に扱うのはばかばかしい。しかし、重大に扱わねば危険である　芥川龍之介（P70）

人生は一度しかないので、慎重ゆえに何もしなければ無意味なものになってしまいます。かといって、あまりに無計画だったり、自堕落すぎたりするのも考えものです。この2つの側面を、芥川はマッチにたとえて表しています。

大地を一歩一歩踏みつけて、手を振って、いい気分で、進まねばならぬ。急がずに、休まずに　志賀直哉（P71）

志賀の代表作『暗夜行路』の一文。地に足をつけて、心を落ち着けて、ゆっくりと着実に進むことは何においても大事なことです。自分を見失っている人、平常心を失っている人は、この言葉を噛み締めて原点に立ち返るべきです。

DAY 17

朝夕の食事はうまからずともほめて食うべし　伊達政宗（P72）

伊達政宗は、自ら料理を作るほどの美食家として知られています。それゆえに作り手の気持ちがわかるのか、「作ってくれた人に文句は言うな」と述べています。食事は気分よく食べるとより美味しさが増しますが、政宗もそれをよく理解していたのかもしれません。

人は城、人は石垣、人は堀。情けは味方、仇は敵なり　武田信玄（P73）

現代の人材マネジメントにも通じる武田信玄の名言。多くの戦国大名が堅牢な城を築くなかで、信玄は城を持たずに躑躅ヶ崎館を拠点にしました。国全体が城であり、信頼で結びつくことが国を守る「城」であると述べています。

DAY 18

談笑しながら双方から友好を求め合うようでないと、とても大成はできないと考えます　坂本龍馬（P74）

龍馬の手紙に書かれている名言。幕末の世は、意見が異なれば相手を斬ることも辞さないという物騒な世の中でした。しかし、それではいつまでも日本は変わらず、西洋列強に呑み込まれてしまいます。話し合いの重要性を感じていた龍馬は、険悪な仲だった薩摩と長州を引き合わせて同盟を結ばせ、明治維新の礎を築きました。

世の人はわれをなにとも言わばいえ　わがなすことはわれのみぞしる　坂本龍馬（P75）

龍馬が詠んだといわれる句で、彼の波瀾万丈な生き様をよく表しています。龍馬にもさまざまな壁が立ちはだかりましたが、それを跳ねのけて、独創的な発想力と果敢なフットワークを駆使して幕末の世を駆け抜けました。高知県の桂浜に立つ龍馬像は威風堂々としており、自由奔放で枠にとらわれない彼の人物像が反映されているといえます。

DAY 19

学問の要は活用に在るのみ。活用なき学問は無学に等し　福沢諭吉（P76）

「どれだけ学問を修め、知識や情報を取り入れても、それが活用できなければ学んでいないのと同じ」という言葉です。福沢の著書『学問のすゝめ』にある言葉で、彼は学問が学問で終わっては意味がないことを繰り返し説いています。

すべての事の極端を想像して覚悟を定め、
まさかの時に狼狽せぬように後悔せぬように 福沢諭吉（P77）

めまぐるしい現代社会では、自分が想定していなかった事態が起きることもあります。そうした事態があることも想定し、覚悟を決めておくことで、まさかの事態が起きたときでも落ち着いて行動しやすくなります。

DAY 20

我は海の子 白波の さわぐいそべの 松原に 煙たなびくとまやこそ 我がなつかしき 住家なれ 『われは海の子』(P78)

『われは海の子』の1番の歌詞。「私は海の子供だ。波しぶきがあがる海岸の松林。煙がたなびいている粗末な家（とまや）は、私が住んでいた懐かしい家である」という意味。「海の子」は、浜辺で育った子供を指しています。

兎追ひしかの山 小鮒釣りしかの川 夢は今もめぐりて
忘れがたき故郷 『故郷(ふるさと)』(P79)

『故郷（ふるさと）』の1番の歌詞で、「野ウサギを追ったあの山や、小ブナを釣ったあの川よ。今なお夢に思い、心巡る忘れられない故郷よ」という意味。都会出身の人でも、里山の「懐かしい」風景が想起できる歌詞です。

DAY 21

シェイクスピアの言葉 ジグザグ逆さ読み

。けかせ見はく多の愛友

恋情の多くは愚かさで

いなぎすにるあ

ポイント

☑ 顔は動かさず眼球だけを動かして、1分間（2～3回）繰り返し読みましょう。

☑ できれば、声に出して読みましょう。☑ 一字ずつしっかり読みましょう。

全文　友愛の多くは見せかけ。恋情の多くは愚かさであるにすぎない

ウィリアム・シェイクスピア

1564-1616年。イギリス・ルネサンス演劇を代表する劇作家、詩人。
『ハムレット』『ロミオとジュリエット』など多くの傑作を残した。

のれぞれそ、はのもういと時、君

人間によって、それぞれの

よだのなのもる走でさ速

この外眼筋のストレッチになる！

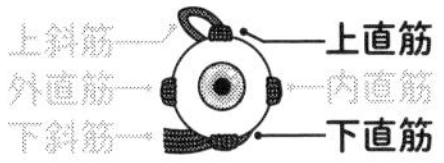

期待される効果

主に上直筋＆下直筋の「コリ」がほぐれる！

全文　君、時というものは、それぞれの人間によって、それぞれの速さで走るものなのだよ

DAY 22 アインシュタインの言葉 Z逆さ読み

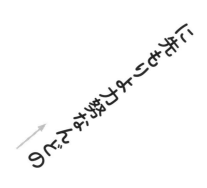

いならなばれけなわなこお

に先もりよ力努なんどの

かほ 、は力努す指目を理真

ポイント

☑ 顔は動かさず眼球だけを動かして、１分間（２～３回）繰り返し読みましょう。
☑ できれば、声に出して読みましょう。☑ 一字ずつしっかり読みましょう。

全文 真理を目指す努力は、ほかのどんな努力よりも先におこなわなければならない

アルベルト・アインシュタイン

1879-1955年。ドイツ出身のユダヤ系理論物理学者で、相対性理論の提唱者。1921年ノーベル物理学賞を受賞。

む込み包を界世は力像想

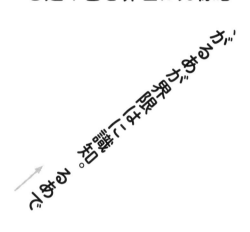

がるあが界限はに識知。るあで

切大もりよ識知は力像想

この外眼筋のストレッチになる！

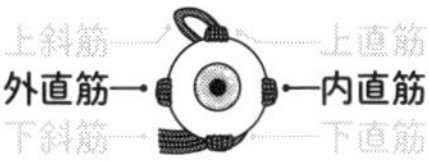

期待される効果

主に外直筋＆内直筋の「コリ」がほぐれる！

全文　想像力は知識よりも大切である。知識には限界があるが、想像力は世界を包み込む

DAY 23

名作落語W逆さ読み

やじ楽極の世のこりよになが

れこ、りよう願を世後、てし

にてあをのもういかと楽極かと

獄地んせもりかわかいなるあ

落語「親子茶屋」

「お茶屋」を舞台とする、上方落語の「茶屋噺」のひとつ。原話は、1767年の笑話本『友達ばなし』中の一編「中の町」。

ポイント

☑ 顔は動かさず眼球だけを動かして、1分間（2～3回）繰り返し読みましょう。

☑ できれば、声に出して読みましょう。☑ 一字ずつしっかり読みましょう。

全文 あるかないかわかりもせん地獄とか極楽とかいうものをあてにして、後世を願うより、これがなによりこの世の極楽じゃ

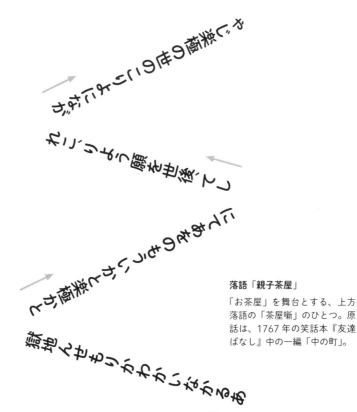

落語「位牌屋」

商家で働く小僧が、旦那をまねる小咄。原話は、文政7（1824）年刊の噺本『新作噺土産』中の『律義者』と言われていますが、詳細は不明。

人ってものは、正直だけで

世の中渡れるもんじゃ

ないよ。少しはこすい

心がなくっちゃいけねえや

この外眼筋のストレッチになる！

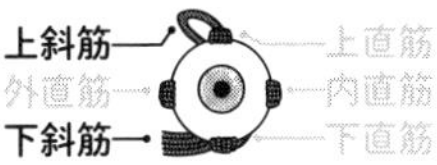

期待される効果

主に上斜筋＆下斜筋の「コリ」がほぐれる！

全文　人ってものは、正直だけで世の中渡れるもんじゃないよ。少しはこすい心がなくっちゃいけねえや

DAY 24

宮沢賢治の言葉 8の字逆さ読み

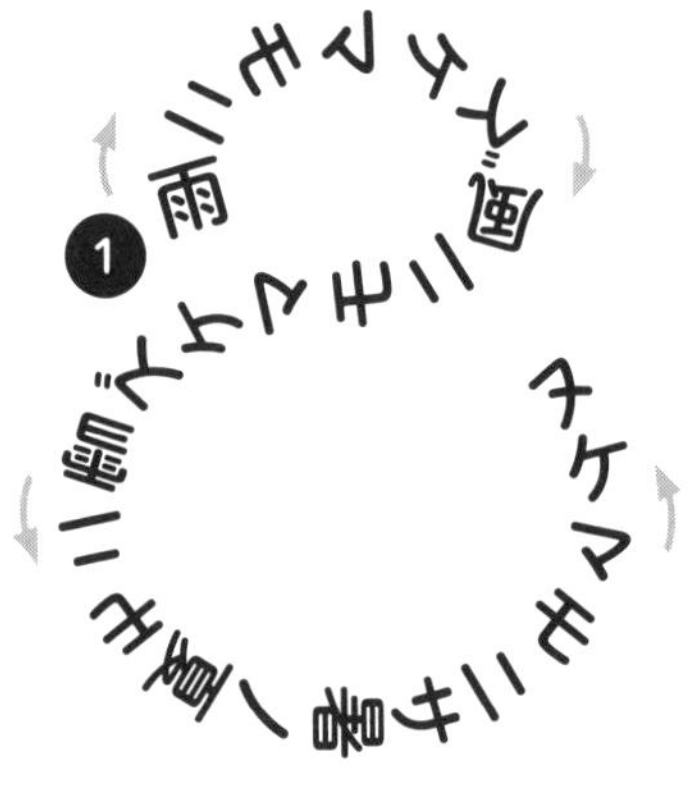

『雨ニモマケズ』より

ポイント

☑ 顔は動かさず眼球だけを動かして、1分間（2～3回）繰り返し読みましょう。
☑ できれば、声に出して読みましょう。☑一字ずつしっかり読みましょう。

全文　雨ニモマケズ　風ニモマケズ　雪ニモ夏ノ暑サニモマケヌ

宮沢賢治

1896-1933年。詩人、童話作家。没後、草野心平らにより作品が知られ、国民的作家に。代表作は『銀河鉄道の夜』『雨ニモマケズ』など。

『風の又三郎』より

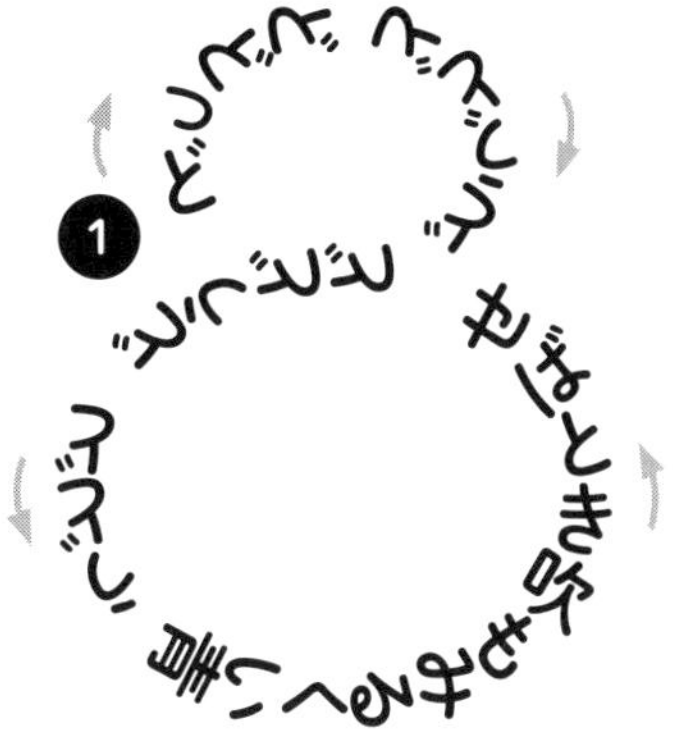

この外眼筋のストレッチになる！

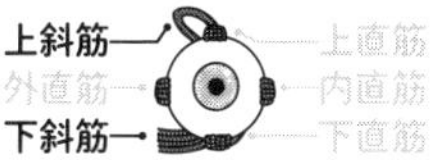

期待される効果

主に上斜筋＆下斜筋の「コリ」がほぐれる！

全文　どっどど　どどうど　どどうど　どどう　青いくるみも吹きとばせ

DAY 25

夏目漱石の言葉
クロス逆さ読み

①
どうも仕方がない。この問題は
これで止めましょう。とにかく

②
恋は罪悪ですよ、よござん
すか。そうして神聖なものですよ

『こころ』より

ポイント

☑ 顔は動かさず眼球だけを動かして、1分間（2～3回）繰り返し読みましょう。
☑ できれば、声に出して読みましょう。☑ 一字ずつしっかり読みましょう。

全文 どうも仕方がない。この問題はこれで止めましょう。とにかく恋は罪悪ですよ、よござんすか。そうして神聖なものですよ

夏目漱石

1867-1916年。明治末期から大正初期にかけて活躍した近代日本文学の文豪。代表作は、『吾輩は猫である』『坊っちゃん』など。

『吾輩は猫である』より

1 吾輩は猫である。名前はまだ無い。どこで生れたかとんと見当がつかぬ。

2 何でも薄暗いじめじめした所でニャーニャー泣いていた事だけは記憶している

この外眼筋のストレッチになる！

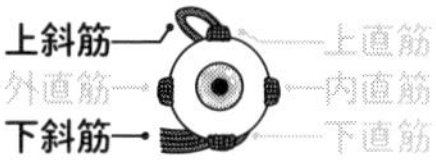

期待される効果

主に上斜筋＆下斜筋の「コリ」がほぐれる！

全文 吾輩は猫である。名前はまだ無い。どこで生れたかとんと見当がつかぬ。何でも薄暗いじめじめした所でニャーニャー泣いていた事だけは記憶している

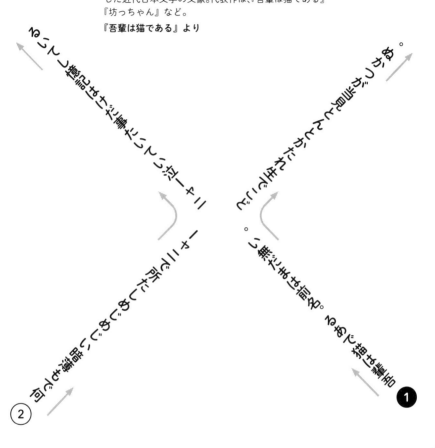

DAY 26

ナポレオンの名言
斜め逆さ読み

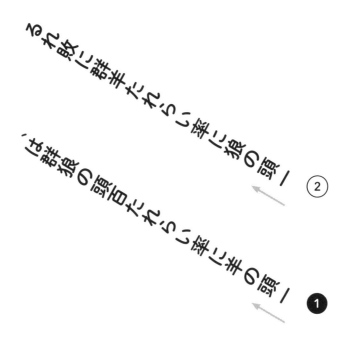

るれ敗に群羊たれらい率に狼の頭一 ②

、は群狼の頭百たれらい率に羊の頭一 ❶

ポイント

☑ 顔は動かさず眼球だけを動かして、1分間（2～3回）繰り返し読みましょう。
☑ できれば、声に出して読みましょう。☑ 一字ずつしっかり読みましょう。

全文 一頭の羊に率いられた百頭の狼群は、一頭の狼に率いられた羊群に敗れる

❶ 偉人たちの肖像が似ているか

② どうか気にする者などいないか

③ ら、ただ偉人の精神がそこに

④ 息づいていればよいのだ

ナポレオン・ボナパルト

1769-1821年。フランス革命期の軍人、革命家。フランス第一帝政の皇帝。フランス革命後の混乱を収め、軍事独裁政権を確立した。

この外眼筋のストレッチになる！

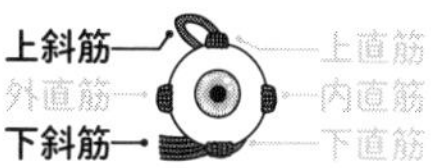

期待される効果

主に上斜筋＆下斜筋の「コリ」がほぐれる！

全文　偉人たちの肖像が似ているかどうか気にする者などいないから、ただ偉人の精神がそこに息づいていればよいのだ

DAY 27

哲学者の言葉直角逆さ読み

だのるがすに味意そこ

らかいなれ送を生人き良

いならかつ見

が味意

1

から良き人生

を送れないのではなく、

フリードリヒ・ニーチェ

1844-1900年。20世紀の哲学思想に大きな影響を与えたドイツの哲学者、思想家。著作に『ツァラトゥストラ』『道徳の系譜』など。

ポイント

☑ 顔は動かさず眼球だけを動かして、1分間（2～3回）繰り返し読みましょう。

☑ できれば、声に出して読みましょう。☑ 一字ずつしっかり読みましょう。

全文　意味が見つからないから良き人生を送れないのではなく、良き人生を送れないからこそ意味にすがるのだ

エピクロス

紀元前 341- 紀元前 270 年。古代ギリシアの哲学者。エピクロス派の始祖。
幸福を人生の目的とし、一般的に快楽主義と呼ばれている。

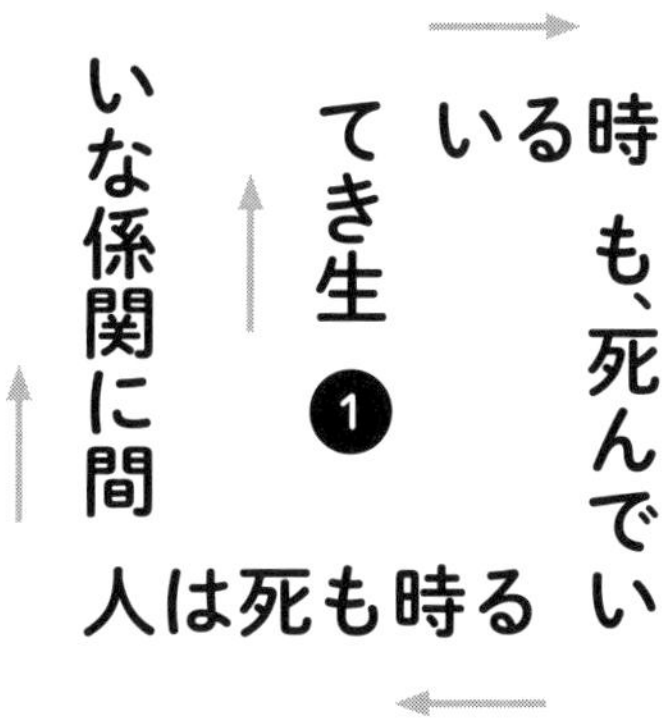
1
生きて
いる時
も、死んでい
る時も死は人
間に関係ない

この外眼筋のストレッチになる！

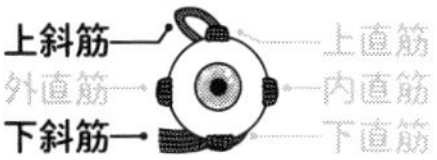
上斜筋
外直筋
下斜筋
上直筋
内直筋
下直筋

期待される効果

主に上斜筋＆下斜筋の「コリ」がほぐれる！

全文　生きている時も、死んでいる時も死は人間に関係ない

DAY 28

世界のことわざ ぐるぐる逆さ読み

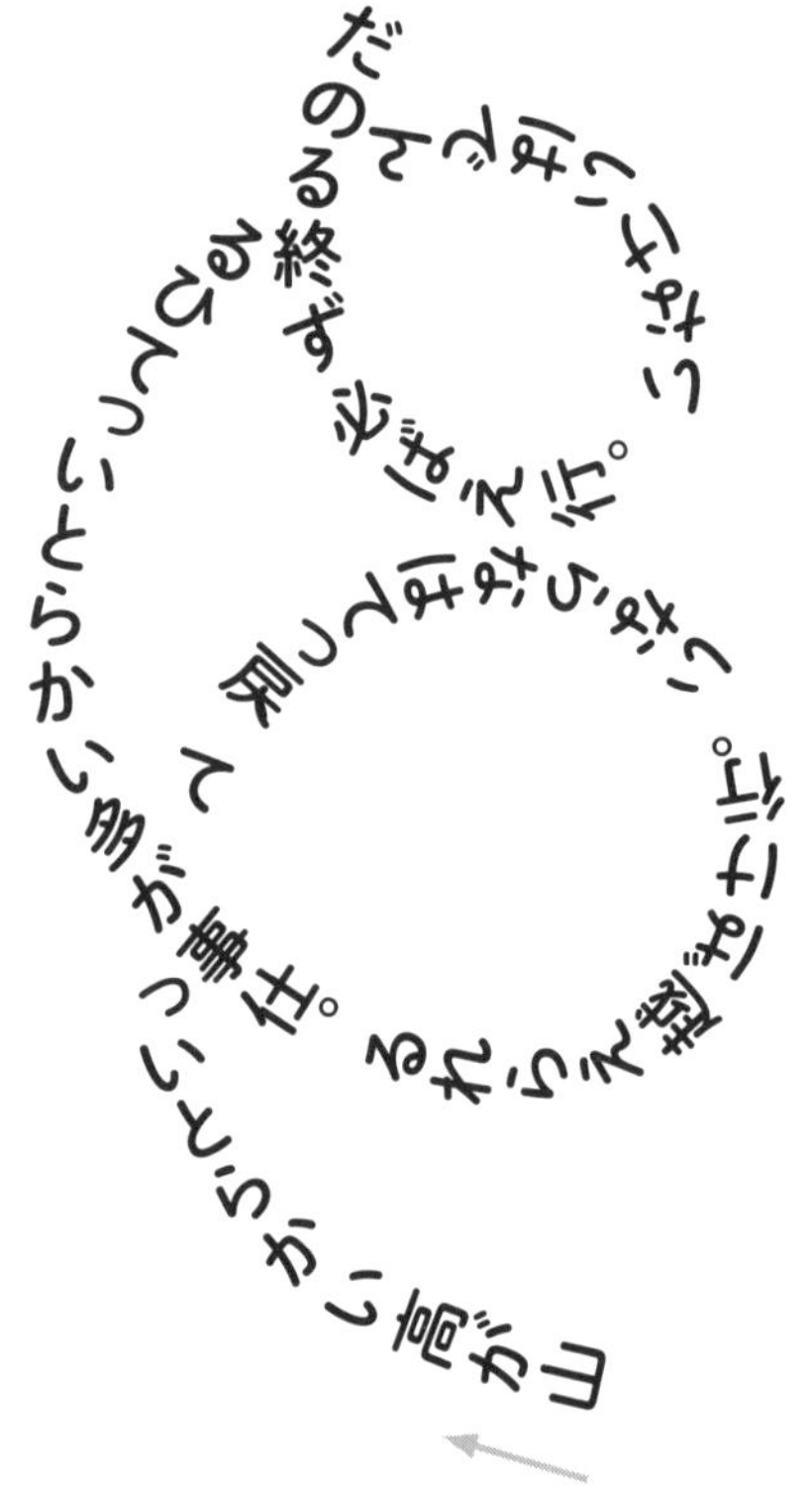

モンゴルのことわざ

ポイント

☑ 顔は動かさず眼球だけを動かして、1分間（2～3回）繰り返し読みましょう。

☑ できれば、声に出して読みましょう。☑ 一字ずつしっかり読みましょう。

全文　山が高いからといって、戻ってはならない。行けば越えられる。仕事が多いからといってひるんではいけない。行えば必ず終るのだ

中国のことわざ

ある人に魚を1匹与えればその人は1日食える。魚の取り方を教えれば、その人は一生を通して食える

この外眼筋のストレッチになる！

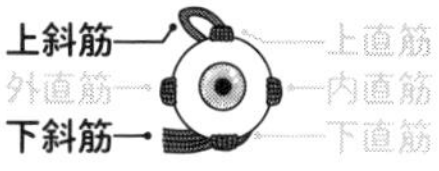

期待される効果

主に上斜筋＆下斜筋の「コリ」がほぐれる！

全文　ある人に魚を１匹与えればその人は１日食える。魚の取り方を教えれば、その人は一生を通して食える

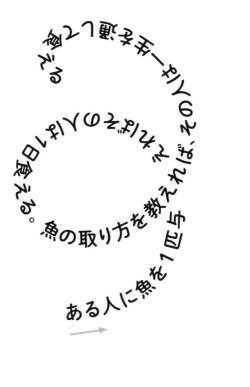

DAY 29

世界の格言 行間空け逆さ読み

、に分半をみし悲は婚結 ❶

、に倍二をび喜 ②

るすに倍四を費活生てしそ ③

イギリスの格言

ポイント

☑ 顔は動かさず眼球だけを動かして、1分間（2～3回）繰り返し読みましょう。
☑ できれば、声に出して読みましょう。☑ 一字ずつしっかり読みましょう。

全文 結婚は悲しみを半分に、喜びを二倍に、そして生活費を四倍にする

❶ は後、らたしく尽を力努の善最

② 。いさなねだゆに思意の神

③ いさなし得納にとこため決の神てしそ

この外眼筋のストレッチになる！

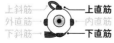

期待される効果

主に上直筋＆下直筋の「コリ」がほぐれる！

全文　最善の努力を尽くしたら、後は神の意思にゆだねなさい。そして神の決めたことに納得しなさい

DAY 30

世界の詩人たちの言葉 四角逆さ読み

前から見ればバラ、後ろから見れば

トゲなどというものではない

、ろ後と前 、は情友の真 ❶

。のもじ同もて見らからちど

フリードリヒ・リュッケルト

1788-1866年。ドイツの詩人、言語学者、東洋学者。東洋文学の翻訳家としても活躍し、抒情詩のスペシャリストと言われた。

ポイント

☑ 顔は動かさず眼球だけを動かして、1分間（2～3回）繰り返し読みましょう。
☑ できれば、声に出して読みましょう。☑ 一字ずつしっかり読みましょう。

全文 真の友情は、前と後ろ、どちらから見ても同じもの。前から見ればバラ、後ろから見ればトゲなどというものではない

フィリップ・シドニー

1554-1586年。エリザベス朝時代のイギリスの詩人、廷臣、軍人。著作に『アストロフェルとステラ』『アーケイディア』『詩の弁護』など。

とだめたの人友、もでとこな小矮なんど

思えば、決して恥ずかしくない

。いなら足にるる恐、ばえ思とだめた

❶ どんな偉大な事柄でも、友人の

この外眼筋のストレッチになる！

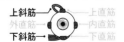

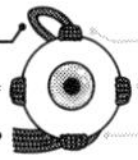

期待される効果

主に上斜筋＆下斜筋の「コリ」がほぐれる！

全文　どんな偉大な事柄でも、友人のためだと思えば、恐るるに足らない。どんな矮小なことでも、友人のためだと思えば、決して恥ずかしくない

DAY 31

芸術家たちの名言 ジグザグ逆さ読み

てしそ、にめたるす在存は私

自我の全エネルギーを統合

だのく描を絵、にめたるす

サルバドール・ダリ

1904-1989 年。スペインの画家。『記憶の固執』など、シュールレアリズムを代表する作品を多数発表。

ポイント

☑ 顔は動かさず眼球だけを動かして、1 分間（2 ～ 3 回）繰り返し読みましょう。
☑ できれば、声に出して読みましょう。☑一字ずつしっかり読みましょう。

全文　私は存在するために、そして自我の全エネルギーを統合するために、絵を描くのだ

スティーヴン・スピルバーグ

1946年-。アメリカの映画監督、映画プロデューサー。『ジョーズ』『E.T.』『インディ・ジョーンズ』シリーズなど生み出したヒットメーカー。

僕は夜夢を見るんじゃない。

一日中夢を見ている。生きる

糧として、夢を見ている

この外眼筋のストレッチになる！

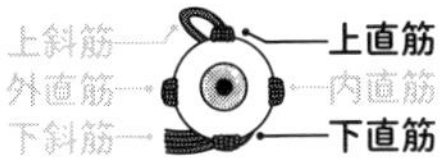

期待される効果

主に上直筋＆下直筋の「コリ」がほぐれる！

全文 僕は夜夢を見るんじゃない。一日中夢を見ている。生きる糧として、夢を見ている

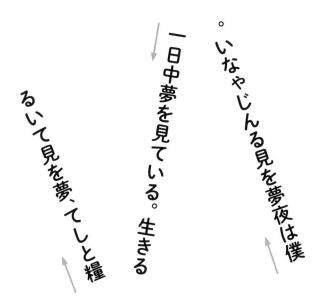

名言解説

DAY21～DAY31

DAY 21

友愛の多くは見せかけ。
恋情の多くは愚かさであるにすぎない　ウィリアム・シェイクスピア(P86)

戯曲『お気に召すまま』に登場するセリフ。友情や愛情はとかく美化されがちですが、真の友情や永遠の愛などというものは本当に存在するのか。人間の虚偽やエゴイズムを追求してきた彼ならではの、真理をつく言葉です。

君、時というものは、それぞれの人間によって、
それぞれの速さで走るものなのだよ　ウィリアム・シェイクスピア(P87)

同じく『お気に召すまま』より。楽しい時間はあっという間に過ぎてしまう一方で、嫌々過ごしているときはなんと時間の経つのが遅いことか。その人の心の持ちようひとつで、時間の流れるスピードは変わるのです。

DAY 22

真理を目指す努力は、ほかのどんな努力よりも先に
おこなわなければならない　アルベルト・アインシュタイン(P88)

20世紀最大の物理学者として知られるアインシュタインは、真理を目指す努力の重要性をこう説いています。ほかの何よりも優先して真理を追究するという確固たる信念とたゆまぬ努力があったからこそ、数々の偉大な功績を残すことができたのでしょう。

想像力は知識よりも大切である。知識には限界があるが、想像力は世界を包み込む　アルベルト・アインシュタイン（P89）

知識とはこれまでの経験や積み重ねによって得られるものですが、それを超越して新しいものを生み出すためには想像力が不可欠です。豊富な知識をもとに想像力を膨らませることで初めて、人類に新たな進化がもたらされるのです。

DAY 23

あるかないかわかりもせん地獄とか極楽とかいうものをあてにして、後世を願うより、これがなによりこの世の極楽じゃ　落語「親子茶屋」（P90）

遊び人の若旦那に説教する親旦那。ところが実は、2、3枚上手の極道である親旦那が、花街に向かいながら吐くセリフです。「呑む・打つ・買う」は男の三道楽煩悩。目の前の誘惑につい溺れてしまう、人間の心の弱さをあらためて痛感させられます。

人ってものは、正直だけで世の中渡れるもんじゃないよ。少しはこすい心がなくっちゃいけねえや　落語「位牌屋」（P91）

ケチでは他人に引けを取らない赤螺屋の旦那。八百屋相手に極端に値切ったり、芋屋からは芋を騙し取ったり。世知辛い世の中を生き抜くためには多少の悪知恵も必要、ということでしょうが、あなたはどうとらえますか？

DAY 24

雨ニモマケズ　風ニモマケズ
雪ニモ夏ノ暑サニモマケヌ 『雨ニモマケズ』(P92)

『雨ニモマケズ』は、宮沢賢治の没後に見つけられたノートに記された遺作です。日々の苦難に屈することなく、慎ましい暮らしをし、分け隔てなく隣人を愛する。「サウイフモノニ　ワタシハナリタイ」で締めくくられるこの詩は、賢治の信念や理想とする人物像の集大成ともいえるかもしれません。

どっどど　どどうど　どどうど　どどう
青いくるみも吹きとばせ 『風の又三郎』(P93)

不思な存在感を放つ転校生と地元の子どもたちとのわずか12日間の交流を描いた童話『風の又三郎』。この印象的な擬音語が幻想的な物語の世界へと誘います。

DAY 25

どうも仕方がない。この問題はこれで止めましょう。
とにかく恋は罪悪ですよ、よござんすか。
そうして神聖なものですよ 『こころ』(P94)

夏目漱石の小説『こころ』に登場する先生のセリフ。人は恋をすると自己中心的になり、ときに取り返しのつかない恐ろしいことを引き起こす。一方で、恋をすることで初めて沸き起こる崇高な感情もある――そんな心の葛藤を見事に描写しています。

吾輩は猫である。名前はまだ無い。どこで生れたかとんと見当がつかぬ。何でも薄暗いじめじめした所でニャーニャー泣いていた事だけは記憶している 『吾輩は猫である』(P95)

時代を越えて読み続けられている、夏目漱石の処女作『吾輩は猫である』の冒頭の名句。猫を語り手とし、しかも名前をつけず「吾輩」と名乗らせ、哲学的な思考も織り交ぜながら猫の視点で人間界を描写するという、ユーモアとウイットに富んだ名作です。

DAY 26

一頭の羊に率いられた百頭の狼群は、一頭の狼に率いられた羊群に敗れる ナポレオン・ボナパルト(P96)

いくら強い集団であっても、それを率いるリーダーが凡庸であっては意味がない。リーダーが非凡であれば、弱い集団でも勝利を収めることができる。つまり、リーダーシップがいかに重要かをナポレオンは説いているのです。

偉人たちの肖像が似ているかどうか気にする者などいないから、ただ偉人の精神がそこに息づいていればよいのだ
ナポレオン・ボナパルト(P97)

ナポレオンのこの言葉に衝撃を受け、画家ダヴィッドが描いたのが、数ある肖像画の中でも最高傑作とされる『サン＝ベルナール山からアルプスを越えるボナパルト』。このイメージ戦略が追い風となり、ナポレオンは名実ともに英雄となっていったのです。

DAY
27

意味が見つからないから良き人生を送れないのではなく、良き人生を送れないからこそ意味にすがるのだ フリードリヒ・ニーチェ(P98)

人は、「生きる意味」や「生きる目的」を考えがちです。しかし、「そもそも我々には生きる意味も価値も存在しないのだから、その虚無状態を受け入れて生きていこう」というのが、ニーチェの提唱する積極的ニヒリズムです。

生きている時も、
死んでいる時も死は人間に関係ない エピクロス(P99)

「死」に対して恐れを抱く人は少なくありません。しかし、生きている間は死を経験することはなく、死が訪れたときには人は存在しない。つまり、生と死が共存することはなく、入れ替わるだけなので、それほど恐れる必要はないのです。

DAY
28

山が高いからといって、戻ってはならない。
行けば越えられる。仕事が多いからといってひるんではいけない。
行えば必ず終るのだ モンゴルのことわざ(P100)

どんなに高い山であっても、一歩ずつ歩みを進めていけばいつか必ず越えることができます。仕事も同様で、コツコツこなしていけばきっとやり遂げられるはず。目の前の困難にひるんでしまいそうなときに勇気を与えてくれる言葉です。

ある人に魚を1匹与えればその人は1日食える。魚の取り方を教えれば、その人は一生を通して食える 中国のことわざ(P101)

モノやお金を与えてもその場しのぎにしかなりませんが、ノウハウを教えてあげれば、その人は一生食べていくことができます。何か行動を起こすときには、目先のことだけを考えるのではなく、長期的な視点を持つことが大切です。

DAY 29

結婚は悲しみを半分に、喜びを二倍に、そして生活費を四倍にする イギリスの格言(P102)

「結婚は～喜びを二倍に」まではよく耳にする言葉ですが、元々の格言では「生活費を四倍にする」と続きます。実際に生活費が四倍になるか否かは別として、“生活”という現実的な部分も含め、互いに支え合いながら人生を共にする、結婚の本質かもしれません。

最善の努力を尽くしたら、後は神の意思にゆだねなさい。そして神の決めたことに納得しなさい ユダヤの格言(P103)

全力を出し切って努力を尽くしたら、後は天からの意思を待つのみ。もっとも大事なのは、「悔いなくやり切った」といえるほどの努力をすることであり、その達成感と満足感が自信となります。

DAY 30

真の友情は、前と後ろ、どちらから見ても同じもの。前から見ればバラ、後ろから見ればトゲなどというものではない フリードリヒ・リュッケルト(P104)

真の友情とは、信頼関係なくしては生まれません。言葉や態度に裏表がなく、相手の幸せを心から願い、悲しんでいるときはそっと寄り添う。そんな深い絆で結ばれた友人は一生の宝となることでしょう。

どんな偉大な事柄でも、友人のためだと思えば、恐るるに足らない。どんな矮小なことでも、友人のためだと思えば、決して恥ずかしくない　フィリップ・シドニー（P105）

何か行動を起こそうとするとき、それが誰かのため、しかも大切な友人のためとなれば、心の持ちようも変わってきます。些細なことにも精を尽くす。その原動力となっているのが友情なのです。

DAY 31

私は存在するために、そして自我の全エネルギーを統合するために、絵を描くのだ　サルバドール・ダリ（P106）

画家・ダリが、晩年に絵を描く意義について語った言葉。数奇な運命をたどる中で培われてきた彼自身のアイデンティティそのものを具現化することに全身全霊をかけてきたことがうかがえます。

僕は夜夢を見るんじゃない。一日中夢を見ている。生きる糧として、夢を見ている　スティーヴン・スピルバーグ（P107）

数々の作品を通して世界中の人々に夢や感動、希望を与えてきたスピルバーグ。彼にとって夢を見ることは、生きることそのもの。彼自身が誰よりも自由に空想を膨らませ、夢を追い続けているからこそ、人々の心を動かすことができるのでしょう。

●主な参考文献

『偉人名言迷言事典』真山知幸（笠間書院）
『教養としての世界の名言365』佐藤優（宝島社）
『10分で読める　一流の人の名言100　新版』西沢泰生（メイツ出版）
『生きる力がわいてくる名言・座右の銘1500』インパクト（永岡書店）
『世界の偉人×賢人の知恵　すごい名言100』遠越段（総合法令出版）
『カラー版CD付音読したい英語名言300』田中安行、英語名言研究会（KADOKAWA）
『明日の自分が変わる 人生の名言』池田書店編集部編
『3秒でハッピーになる超名言100』ひすいこうたろう（ディスカヴァー・トゥエンティワン）

PART
3

目がよくなる生活習慣の「新常識」

意外な事実！ブルーライトカットは視力と関係なし

1日1回、1分間の「マジカルフレーズ」を続けていても、目が悪くなる生活習慣を続けていては、望むような効果は期待できない可能性があります。

1〜2時間パソコンで作業をしたら、5〜10分間、遠くを見たり、「スマホは1日2〜3時間まで」などのルールを設けることをおすすめします。

仕事でどうしてもパソコンやスマホを長時間使わないといけない人に、「ブルーライトカットのメガネにすれば、何時間使ってもいいでしょう？」と聞かれることがありますが、これは意味がありません。**ブルーライトカットメガネには、目を「守る」機能はないからです。**

ただし、ブルーライトカットのメガネは、交感神経が優位になるのを抑えます。夜に使えば不眠の予防になるので、「目にいい」効果がないわけではありません。寝不足になると眼圧が上がり、緑内障になるリスクが上がるからです。

この章では、意外と知られていない「目にいい」生活習慣の新常識についてお話ししましょう。近年話題になっている、加齢による目の機能低下**「アイフレイル」**の予防にもなるので、ぜひ今日から取り入れてみてください。

食事

揚げ物やスナック菓子は目の大敵

健康な体に「よい食事」が大切であるのと同様に、「よく見える」健康な目を手にするためには、「目によい食事」が必要です。

生活習慣病と同じく、**老化物質である「活性酸素」は目にも大敵です。** 活性酸素は、肉や揚げ物、スナック菓子、加工食品に含まれる「飽和脂肪酸」の摂り過ぎや、タバコやアルコールの過剰摂取、目から体内に入る紫外線から生成されます。

これらを避け、活性酸素を除去・抑制するビタミンや、緑黄色野菜に多く含まれるルテインなどを積極的に摂りましょう。

「目によい」栄養素を含む食べ物

ブロッコリー、ほうれん草、かぼちゃ

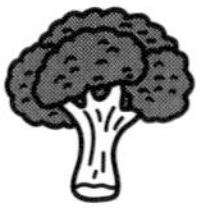

水晶体や黄班にある「ルテイン」が豊富。緑内障の改善、白内障の予防に効果があります。

ブルーベリー、ぶどう、ナス

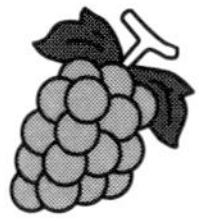

抗酸化作用がある「アントシアニン」が豊富。活性酸素を除去・抑制するので、眼精疲労や視力低下を予防します。

さけ、いくら、カニ

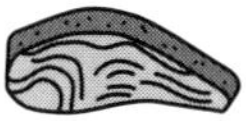

強い抗酸化力を持つ「アスタキサンチン」が豊富。目のピント調節を助けます。

にんじん、かぼちゃ、レバー

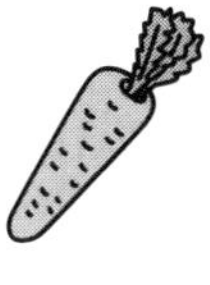

「ビタミンA」が豊富。涙を保持する粘液を守り、ドライアイを改善します。夜盲症の改善にもつながります。

イチゴ、キウイ、ジャガイモなど

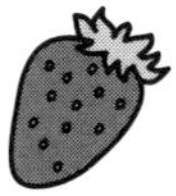

水晶体に一番多く含まれている「ビタミンC」が豊富。酸化防止作用があり、眼精疲労の改善や白内障の予防に効果があります。

入浴

湯船につからずシャワーで済ます人は、目がよくならない

PART1でお話ししたように、「目をよく」するためには、副交感神経を優位にすることが重要です。**涙の量を増やしたり、体のすみずみまで血流を促したりするからです。**

副交感神経は、心と体が「休息モード」になったときに優位になるので、入浴と睡眠は、目にとって最良の時間です。

特に入浴は、体が温まることで血流がよくなり、疲労物質が排出されて疲労回復を促すほか、浮力によるリラックス効果もあります。シャワーで済ませず、湯舟に浸かりましょう。

「目によい」入浴法

温水浴

ぬるめのお湯に、ゆったりと浸かりましょう。お湯が熱いと交感神経を刺激するので、38℃くらいがいいでしょう。

入浴剤やエッセンシャルオイルの使用

リラックス効果のある入浴剤やエッセンシャルオイルを使うと、さらによいでしょう。副交感神経を刺激する、ラベンダーやカモミールなどの香りがおすすめです。

打たせ湯やシャワーでの刺激

湯上りには、打たせ湯やシャワーで頭や首に水を浴びましょう。交感神経を刺激することなく血行が促進されます。

環境を整える

リラックスできる音楽を流したり、照明を少し暗くしたりして、バスルームを落ち着く空間にしましょう。副交感神経を優位に導いてくれます。

入浴時間

長風呂は交感神経を刺激するので、入浴時間は15～30分程度にしましょう。

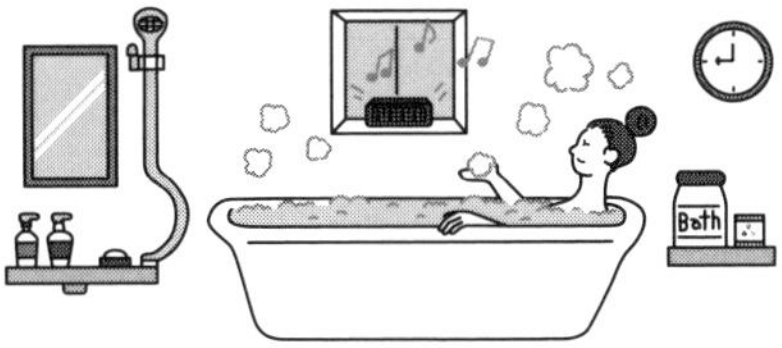

睡眠

寝る前スマホは目にも脳にもNG

副交感神経は、心と体が休んでいるときに優位になるので、自律神経の乱れを整える、一番簡単で有効な方法は睡眠です。**目をつむると、視覚から入る刺激が遮断されるので、目にも脳にも休息をもたらします。**

ただし、最近若い人の間で増えているリラックス法「寝る前にベッドでスマホ」は、おすすめできません。心は癒されても、目と脳が覚醒してしまうからです。寝る前は、リラックスして「マジカルフレーズ」を、ぜひ習慣にしてください。

「目によい」寝室の工夫

寝具

マットレスや枕は、適度な固さで体を支えられるものを選びましょう。やわらかすぎて体が沈むマットレスや、固かったり、高すぎたりして首が曲がるような枕はNGです。

照明

寝室の照明は、蛍光灯のような青白い光よりも、やわらかく温かみのある光がおすすめです。また、明るすぎる照明は目を刺激し、交感神経を優位にするので、やや暗めの間接照明がおすすめです。

環境

静かな環境に整えましょう。外の音が気になる場合は、耳栓やホワイトノイズが入った音を流してもいいでしょう。

温度

夜はエアコンをオフにする人もいますが、暑すぎても寒すぎても質のよい眠りはできません。上手にエアコンを利用して、リラックスできる快適な温度に整えましょう。

香り

リラックス効果のある、ラベンダーやカモミールなどの香りがおすすめです。副交感神経を優位にして、質のよい睡眠に導きます。

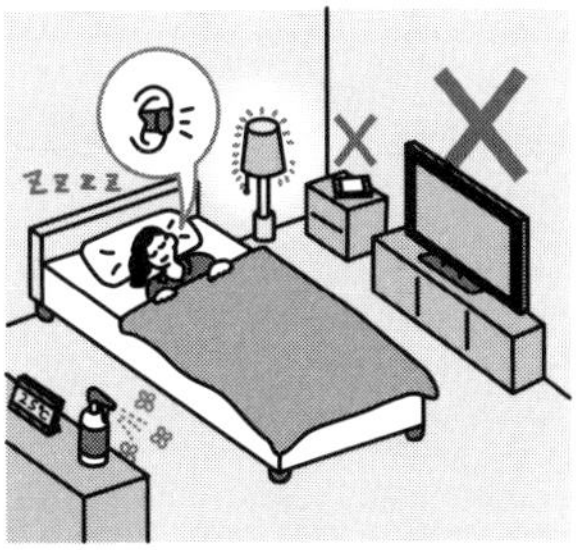

目のケア

目は冷やすより、温めた方が効果的

「目が疲れた」と感じたときに、いつでも入浴できたり、仮眠ができたりする環境の人は少ないでしょう。そこでおすすめしたいのが、ホットアイマスクです。

ホットアイマスクとは、その名のとおり「温かいアイマスク」です。じんわりと目が温まる気持ちよさで、心も体もリラックスできるので、副交感神経が刺激されます。

目の部分だけを温めるので、湯舟に湯をはる手間も、布団を敷いて横になる必要もありません。

さらに、ホットアイマスクで目を温めることで血流が促され、**目の筋肉の「コリ」がほぐれ、眼精疲労も軽減できます。**

また、涙液の油分バランスを整える「マイボーム腺」のケアにもなるので、**ドライアイ（24～25ページ参照）の予防や解消にも効果があります。**

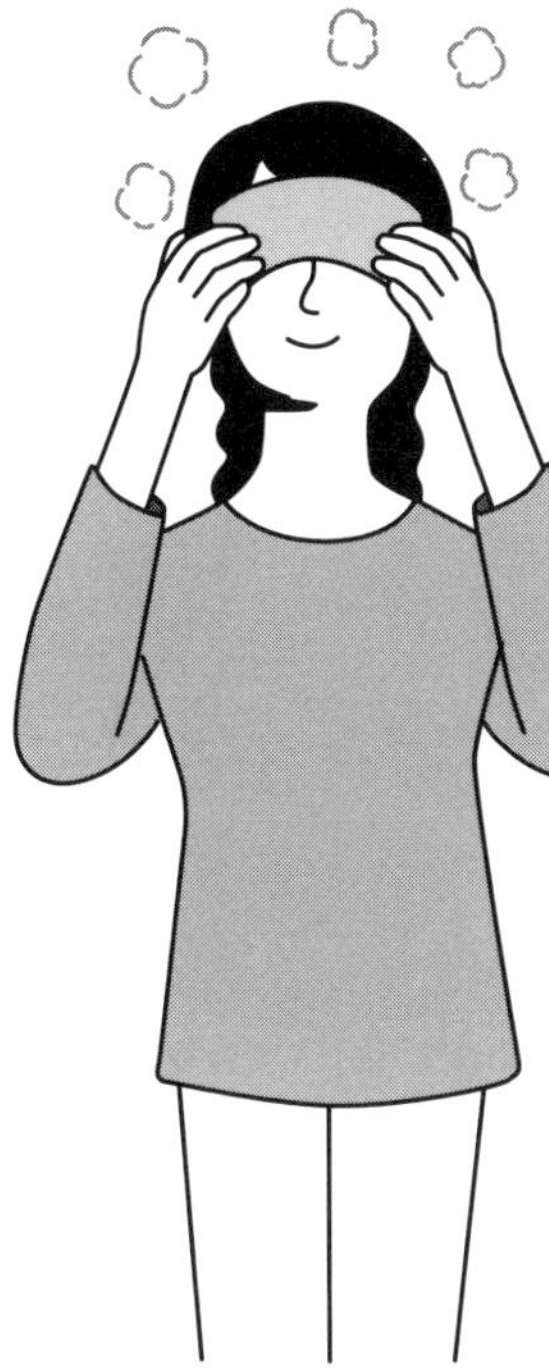

市販の「ホットアイマスク」や、電子レンジで温めて使う「小豆入りのアイマスク」がなければ、蒸しタオルで代用できます。1日に何回やってもOKですが、肌が弱い人は1日2回程度にしましょう。

防腐剤が入っている目薬は1日5回以上ささない

目が疲れたと感じたときに、メントール配合の目薬をさす人がいます。メントールのスッとした清涼感が気持ちよく、クセになっている人もいるでしょう。しかし、**メントールには眼精疲労を癒す効果は期待できません。**

眼精疲労や「目のコリ」が気になったら、末梢神経の機能を高め、目の組織の新陳代謝を促す**「ビタミンB6」**か、内眼筋や末梢神経に作用してピント調節機能を整える**「ビタミンB**

12」が配合された目薬がおすすめです。

目の乾燥が気になるときには、涙の成分に近い「ドライアイ用」の目薬をさすといいでしょう。

ただし、市販の目薬には防腐剤が入っているため、あまり頻繁に使うと目がかぶれてしまう人もいます。

目薬は、「使えば使うほど、目にいい」ものではないので、**市販の目薬の使用頻度は1日に3～4回程度にしましょう。**

処方薬の中には防腐剤が入っていないものがあり、医師の指示で1日に4回以上でも問題ありません。防腐剤を使っていないぶん、使用期限が短かったり、保存方法が特別だったりするので、処方薬の使い方は医師の指示に従ってください。

目薬をさしたあと「目をパチパチ」させてはいけない

意外と知られていないのが、「正しい目薬のさし方」です。

目薬をさした後、薬を目になじませようと、まぶたをパチパチしていませんか？　**実は、これは逆効果なのです。**まばたきによって目から鼻に薬が流れてしまうので、目に薬が留まらず、薬の効果が薄れてしまいます。

また、誤った点眼方法をしていたせいで、感染症になってしまう人もいます。次ページの「正しい目薬のさし方」をチェックして、目の健康を守りましょう。

正しい目薬のさし方

手や顔についた汚れや雑菌が目に入ったり、ツメで目や目のまわりを傷つけたりしては逆効果。かんたん・安全に点眼できる「げんこつ法」がおすすめです。

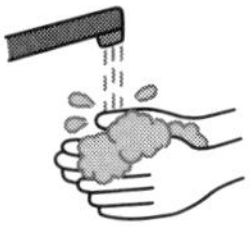

①せっけんで手を洗う

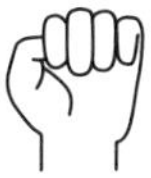

②左手の親指を中に入れ、げんこつをつくる

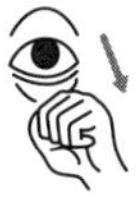

③目の下にげんこつをあて、まぶたを下にひっぱる

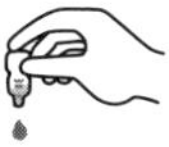

④右手の親指と中指で容器の横を持つ

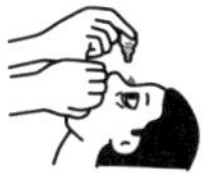

⑤げんこつの上に右手をのせて固定し、目薬をさす

こんな点眼方法はNG！

点眼後にまばたきをする

→　×　薬が鼻に流れてしまい、目に留まらない！

指定の量より多めにさす

→　×　たくさんさしても、効果は変わらない！

目尻に容器の先をあてて点眼する

→　×　容器の中の薬に雑菌が入る原因に！

点眼後に上を向いて、目のまわりの液を目に入れようとする

→　×　目のまわりの汚れや花粉、雑菌が目に入る！

目にいいツボ①

心地よくツボを刺激して「目をよく」する！

「目が疲れたな」と感じたとき、目を閉じて、目頭を指でギューッと押したり、まぶたの上から目のまわりをやさしくマッサージしたりしませんか？　手の温かさとやさしい圧で、目と眼筋の血流が促されて、気持ちがいいですよね。

そこでお伝えしたいのが、「目にいいツボ」です。**ツボを押すことで血流が促されるだけでなく、目のコリがほぐれ、自律神経を整えることもできます。**目のマッサージとあわせて、ぜひ取り入れてみてください。

目にいいツボ押し

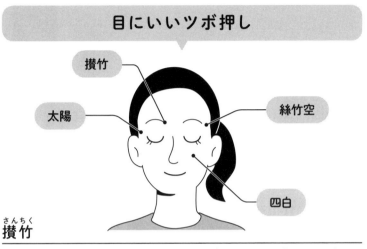

攢竹《さんちく》

ドライアイやかすみ目に効果的なツボ。まゆ頭の少し下にあるくぼみに親指の腹をあて、3〜5秒ゆっくり押します。

太陽《たいよう》

目の奥の痛みや、かすみ目、ドライアイに効くツボ。光がまぶしく感じたり、目がしょぼしょぼするときにもおすすめです。こめかみに中指の腹をあて、左右同時に3〜5秒ゆっくり押します。

絲竹空《しちくくう》

眼精疲労や目のコリに効くツボ。まゆ尻に中指の腹をあて、左右同時に3〜5秒ゆっくり押します。

四白《しはく》

顔全体の血流を整え、筋肉のコリをほぐすツボ。下まぶたから指1本下の位置に中指の腹をあて、軽く押さえながら小さな円を描くようにマッサージします。

目にいいツボ②

目の周り以外にも「目にいいツボ」は存在する

顔だけでなく、体にも「目にいいツボ」があります。

職場や学校など、顔をマッサージするのがはばかられる場所でも、目の疲れや眼筋のコリを感じたときに刺激できるので、ぜひ覚えてください。

眼精疲労だけでなく、肩こりや痛み、ストレスを和らげる効果もある「万能のツボ」である合谷《ごうこく》を刺激したり、副交感神経の働きを促す「丹田《たんでん》呼吸」を取り入れたりすれば、いつでもどこでも、「目にいい」生活が送れます。

合谷

疲れ目や肩こりなど、首から上の疲れに効くツボ。手の甲の、親指と人差し指の間にある溝を、親指と人差し指で挟んで刺激します。

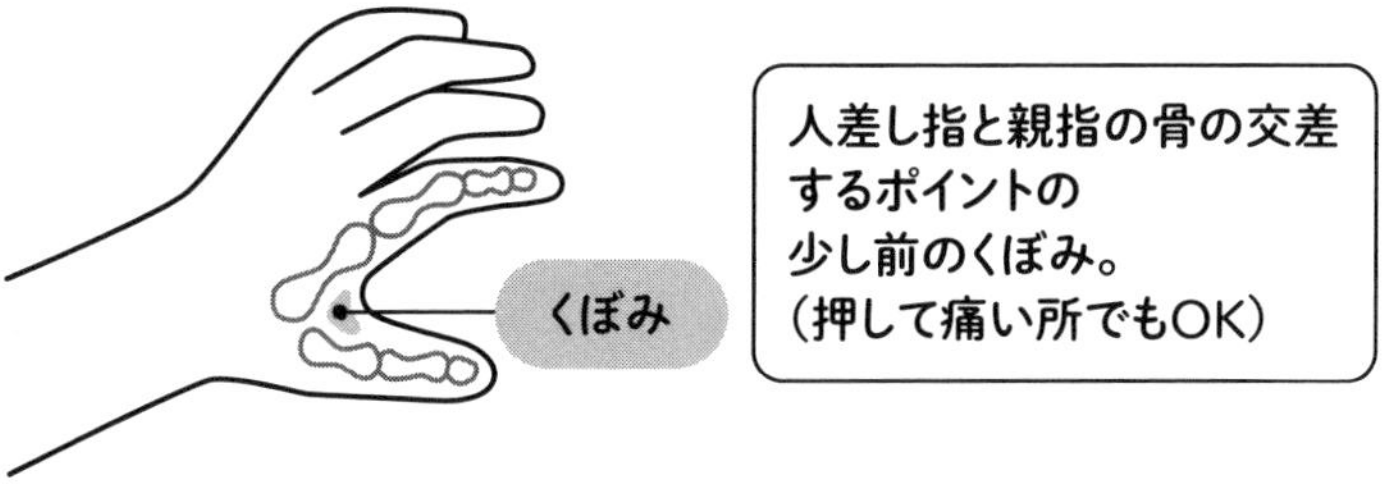
くぼみ
人差し指と親指の骨の交差
するポイントの
少し前のくぼみ。
（押して痛い所でもOK）

丹田

交感神経を鎮めて、心身をリラックスさせるツボ。おへそから、指4本ぶん下の位置に手のひらを置き、ゆっくりと腹式呼吸をして刺激します。

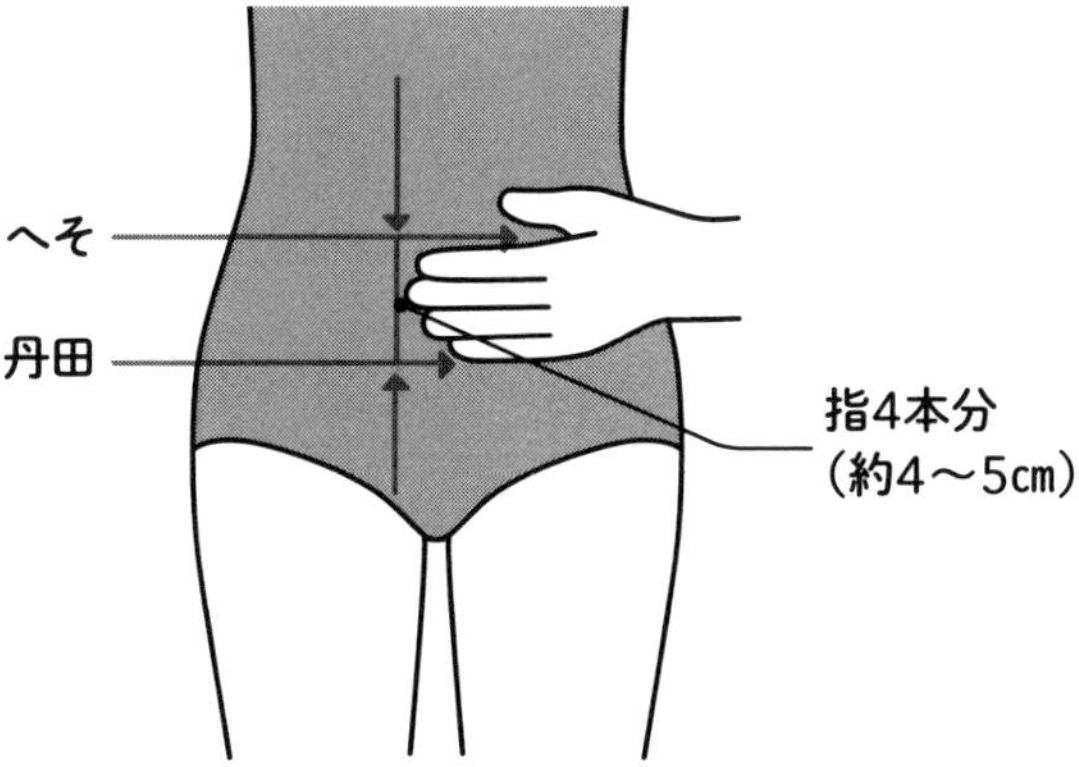
へそ
丹田
指4本分
（約4～5㎝）

マジカルフレーズメソッドは、できるだけ毎日続けて行うことがポイント。ダイアリーをつければ、日々のトレーニングの励みになりますよ。

日付	曜日	チェック	今日の感想
月　日		□	
月　日		□	
月　日		□	
月　日		□	
月　日		□	
月　日		□	
月　日		□	
月　日		□	
月　日		□	
月　日		□	
月　日		□	
ついに1カ月！　きっと目がよくなっていることでしょう			

できるなら、一ヶ月間行う前と後で視力をチェックしてください

実践前視力	右	左
実践後視力	右	左

毎日つけるとぐんぐん目がよくなる

マジカルダイアリー

	日付	曜日	チェック	今日の感想
例	1月 1日	月	□ ✓	意外とむずかしい
	月　日		□	
	月　日		□	
	月　日		□	
	月　日		□	
	月　日		□	
	月　日		□	
	月　日		□	
	月　日		□	
	月　日		□	
	月　日		□	
	10日間よく頑張りました、まずは第一段階クリア			
	月　日		□	
	月　日		□	
	月　日		□	
	月　日		□	
	月　日		□	
	月　日		□	
	月　日		□	
	月　日		□	
	月　日		□	
	月　日		□	
	20日間達成、ゴールまであと少し			

眼科医が考案

1日1分読むだけで目がよくなるマジカルフレーズ

発行日　2023年11月 3日　第1刷

著者　松岡俊行

本書プロジェクトチーム

編集統括　柿内尚文
編集担当　池田剛
編集協力　吉田遊介、泊久代、常井宏平、松井美樹、富山佳奈利
制作協力　田代貴久・佐瀬絢香・平野佑佳（キャスティングドクター）
デザイン　山之口正和・齋藤友貴（OKIKATA）
イラスト　平松慶
DTP　白石知美・安田浩也（システムタンク）
校正　鷗来堂

営業統括　丸山敏生
営業推進　増尾友裕、綱脇愛、桐山敦子、相澤いづみ、寺内未来子
販売促進　池田孝一郎、石井耕平、熊切絵理、菊山清佳、山口瑞穂、
吉村寿美子、矢橋寛子、遠藤真知子、森田真紀、氏家和佳子
プロモーション　山田美恵、山口朋枝
講演・マネジメント事業　斎藤和佳、志水公美

編集　小林英史、栗田亘、村上芳子、大住兼正、菊地貴広、山田吉之、大西志帆、福田麻衣
メディア開発　中山景、中村悟志、長野太介、入江翔子
管理部　早坂裕子、生越こずえ、本間美咲
マネジメント　坂下毅
発行人　高橋克佳

発行所　株式会社アスコム

〒105-0003
東京都港区西新橋2-23-1　3東洋海事ビル
編集局　TEL：03-5425-6627
営業局　TEL：03-5425-6626　FAX：03-5425-6770

印刷・製本　株式会社光邦

Printed in Japan ISBN 978-4-7762-1311-6